獨角獸能量療癒

七次元純淨之光，啟動靈性十二脈輪

黛安娜．庫珀 Diana Cooper——著
非語——譯

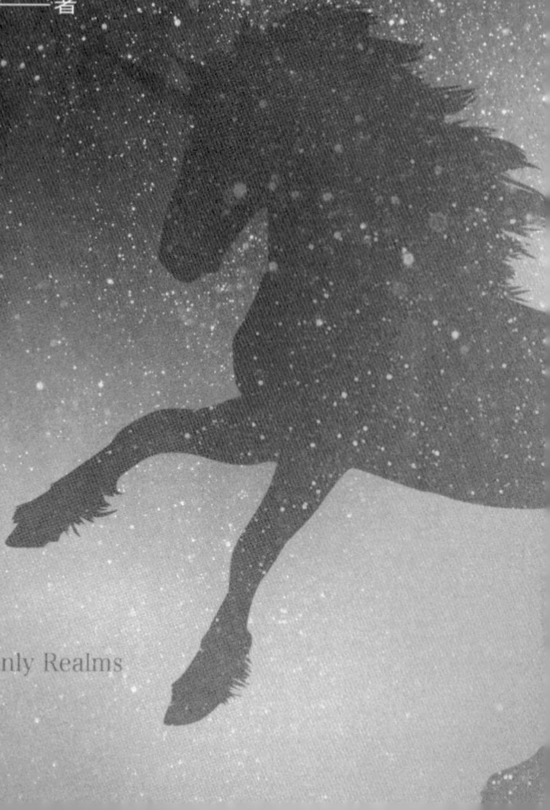

The Magic of Unicorns:
Help and Healing from the Heavenly Realms

我是純淨之最。

我以愛包容一切，堅定不移。

我是慈善與恩典。

我散播光給人類。

身為你的獨角獸，

如此明亮，

讓我成為引導你的光。

——你的獨角獸——

目錄

69個練習索引

前言——

獨角獸無所不在

從我的獨角獸首度來到我身邊，用祂純淨的白色能量觸動我，已經許多年了。我仍記得，在意識到祂是獨角獸的過程中，我所感受到的欣喜與震撼，因為當時的我跟許多人一樣，認為獨角獸（unicorn）是神話與傳說的產物。雖然我知道古老的故事歷久彌新，因為通靈人與神祕家描述過他們在其他次元見過這些存有（being），但是我從來不相信有獨角獸。可是當時，就跟天使們出現在我面前並與我靠心靈感應交流，藉此吸引我注意祂們一樣，獨角獸正在請求我告訴人們關於祂們的信息。我很榮幸也很高興可以成為祂們的信使之一。

當時是十二年前，那是自從亞特蘭提斯（Atlantis）沒落以來，這些發光的存有第一次開始回到地球。祂們正在尋找頭頂上方有光的人，那意謂著，這些人正在服務。當這樣的人準備就緒時，獨角獸會接近他們，協助他們完成他們的願景。通常，這些人完全沒有覺察到自己正在接收莫大的靈感和協助。

當時，獨角獸們告訴我，祂們完全屬於天使界，是七維已揚升的馬。我現在知道，那是針對我當時的層次定製的信息。獨角獸何止是這樣啊！自從寫了我的第一本獨角獸著作《遇見神奇獨角獸》（*The Wonder of Unicorns*）以來，在祂們的引導下，我學到了許許多多關於發光獨角獸的知識，而我期待在本書中分享。獨角獸是令人讚歎的，超乎想像。

地球現在的頻率比獨角獸剛來到我身邊的時候高階許多。在過去十年間，由於許多高頻能量流進來觸動人們，地球的振動已然大幅提升。各個能量大門已經打開。一次次超級月亮帶來巨量的神聖女性之光注入，消融掉老舊的男性典型。龍族已經一齊返回，增添祂們的愛和古老的智慧。高度進化的天使、揚升大師、星際存有，已經從其他行星和宇宙來到地球，將祂們的特殊能量傳送到我們身上。目標是在二〇三二年的新黃金時代（**Golden Age**）開始之前，確保地球以及地球上的一切是五維的。

終於，我們已準備就緒，要接收眾多獨角獸的關注，祂們被譽為「純淨之最」（**the purest of the pure**），因為祂們攜帶著「本源」（**Source**）的愛與光。祂們已經為各個宇宙服務了億萬年，閃爍著包含所有色彩的明亮白光。

當人們的靈性愈來愈高，就可以輕而易舉的鏈接到七維獨角獸。許多人正在迅速提升自己的振動，開始在某個九維層次與這些非凡的存有溝通交流。幾乎令人難以置信的是，一些光之工作者（lightworker，簡稱「光工」）正散發著十分明亮的光，明亮到使他們正在被十維獨角獸觸碰。

所有獨角獸都幫助我們開悟，使我們能夠揚升到更高的次元，因此，只要我們請求，全面轉化的可能性現在是唾手可得的。

獨角獸無所不在，如果你正在閱讀本文，那麼你已經準備好要會見祂們了。如果你已經連結到祂們，那麼本書將會使你做好準備，可以與祂們更加深入地互動。那將會帶領你踏上與祂們同行的旅程，一起進入當前可用的最高頻率。我希望你可以放輕鬆，好好享受這趟旅程。

書中有些觀想（visualization）非常冗長，不必設法記住每一個步驟。只要讀一遍，在你覺得有需要的時候閉上眼睛，然後睜開眼睛，再繼續閱讀下去。這將會大大影響你的意識，轉換必會發生在你裡面。

許多人發現撰寫獨角獸日誌很有幫助。這是一本特殊的練習本，讓你在其中寫下你的想法和體驗。當你匆匆記下你的獨角獸夢境以及在獨角獸觀想期間接收到的任何訊息時，日誌使你能夠錨定那些記憶。當你事後閱讀日誌的時候，日誌也幫助那些記憶保持鮮活。你可能喜歡裝飾一下你的獨角獸日誌，讓它變得美麗而獨特。

請記住，一旦你個人的獨角獸看見你的光，祂一定會用祝福和療癒澆灌你。要敞開來，好好領受現有的喜樂。

獨角獸帶來希望的訊息，提醒我們，

要保持正向，為金黃璀璨的未來做好準備。

第一部

認識神奇的獨角獸

第1章 獨角獸的歷史

在宇宙的層次，獨角獸是一個群體意識。想像一下，一團高強度的純淨鑽石白光在宇宙四處飄浮，散播著喜悅和祝福，那是獨角獸能量。

這個群體意識如何變成個人的獨角獸呢？這開始於列穆里亞大陸（Lemuria），也就是地球上的第四個黃金時代。那個時候的存有是乙太體（etheric），沒有身體。他們是一個群體意識，很像最純淨的獨角獸能量。當那個文明結束的時候，他們個別化了。然後他們向「本源」申請了物質身體。他們想要體驗觸覺、味覺和嗅覺，想要對身體負責。「本源」同意了這份申請，而當時正是孕育亞特蘭提斯偉大實驗的時候。這個實驗意義在為那些勇敢的靈魂，提供參與靈性成長的巨大機會，也讓他們有機會體驗自由意志。

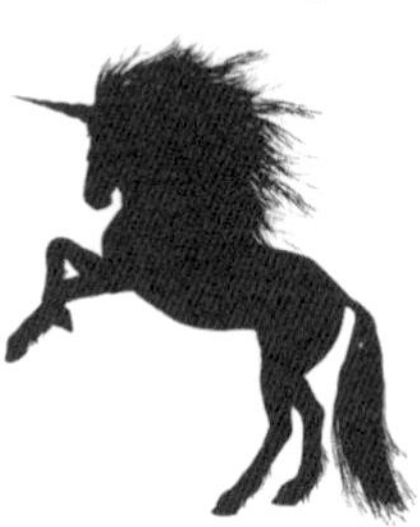

亞特蘭提斯時期的獨角獸

獨角獸能量是非常純淨且充滿愛意的，因此，除了美麗的光芒，這股能量無法想像任何東西，它興致勃勃地見證了，從列穆里亞的乙太意識，過渡到亞特蘭提斯的物質身體。亞特蘭提斯被重新配置了五次，每次實驗都不得不終止，因為參與者的頻率太低。獨角獸能量觀察到了這一切。終於，在亞特蘭提斯第五次配置期間，非凡的黃金時代崛起了。這一次，來自各個宇宙的存有化身了，大家全在第五次元的上層振動，活在敞開心扉的合一之中。

這些黃金時代的亞特蘭提斯人發出非常美麗的光芒，因此獨角獸能量接近了，支持他們維持高階頻率。在這個時候，就跟列穆里亞人一樣，獨角獸能量提議個別化為物質身體，幫助和服務這些高頻人類。「本源」和「銀河聯邦理事會」（Intergalactic Council）選擇了馬的形狀，因為牠穩重而強壯。就這樣，獨角獸能量化身成為完全開悟的純淨白馬，祂們的眉心輪敞開，因此，一道光構成的螺旋形犄角才能從眉心輪照射出來。

最純淨的獨角獸能量是十二維的，駐留在天琴座（Lyra）的星際之門（Stargate）外。人類不可能觸及這股不可言喻的頻率，因此，下降前來幫助黃金年代的亞特蘭提斯人的獨角獸們，透過天狼星（Sirius）的已揚升面向「拉庫美」（Lakumay）逐步降低祂們的頻率。

當獨角獸化身時，祂們相信祂們會是自由的，起初，祂們的確很自由。祂們被尊敬、愛戴。人們請求祂們的幫忙，而且對此心懷感激。這些純淨的白馬運用自己的大力氣，自願協助祂們的人類朋友參與繁重的農事工作。此外，祂們慷慨地提議幫助人類旅行，讓人類直接騎在祂們的背上，靠心靈感應指引方向。即使是現在，美洲原住民騎馬時也不用馬鞍，沒有韁繩，而這就是原本設想的馬兒與人類之間的關係。

接下來，亞特蘭提斯文明開始沒落。看見這些和藹的生物被加上馬鞍、裝上轡頭、繫上韁繩、戴著鐐銬、過度勞累，甚至被吃掉，「靈性階層」（spiritual hierarchy）感到震驚和悲傷。許多馬兒在經歷過連續幾次轉世化身之後，變得憤怒、固執、怨恨。這阻礙了祂們的進化，於是祂們不再反映出純淨的白色。

物質界的馬跟人類一樣，受制於地球的靈性法則。一旦某個存有在地球上化身，祂就必須一次又一次地轉世輪迴，才能學會祂的功課。如此持續不斷，直到祂成為完美的存有為止。有些馬啟動了「因果律」（Law of Cause and Effect），因此製造出業力（karma）。其他馬儘管被挑釁，仍舊維持著自己的純淨，在一片光輝中揚升。祂們返回到拉庫美，等待地球上的頻率提升，才能夠回來幫助人類。現在祂們以獨角獸靈性體（spirtual body）的身分幫助我們。

近年來，隨著地球頻率的提升，更多的馬寬恕了虐待祂們的人類，祂們因為經歷過的挑戰而進化了，維持住自己純淨的「靈」，再次揚升進入獨角獸界。我知道有兩個人曾經有幸看見他們的美麗白馬穿越過去，變得發光發亮，轉化成為獨角獸。他們兩人告訴我，這是他們見過最非凡、最奇妙的事。

獨角獸返回地球

一九八七年，發生了「和諧匯聚」（Harmonic Convergence），那是特殊的行星排列，預示著，在二〇一二年的「宇宙時刻」（Cosmic Moment）之前，二十五年的滌罪淨化期開始。在那個瞬間，天琴座的星際之門打開了一道裂縫，有些獨角獸逮到那個機會溜出去，來到地球。

二〇一五年發生了許多事。「超級月亮」（Supermoon）的發生率開始增加。這些超級月亮，是指滿月發生在月球軌道中最靠近地球的位置。它們其實是獨角獸月亮，因為當超級月亮用它們的光為我們增添光輝時，這些令人驚歎的靈性存有便大批來到地球上。

此外，天琴座的星際之門完全打開了，允許更多非常高頻的獨角獸可以接近地球和人類。

特殊的「恆星連珠」（stellar alignment）、許多能量之門的開啟、亞特蘭提斯大水晶（Great Crystal of Atlantis）的重新啟動，以及龍族王國（dragon kingdom）的協助，全都意謂著，全世界有更多的人將自己的五維脈輪帶下來，踏上了揚升階梯的第一個梯級。所有這一切允許更多高漲的獨角獸能量湧入地球。突然間，世界各地的人們潛意識的想起了獨角獸。這反映在獨角獸玩具大增，以及獨角獸的圖片被用在各式各樣的商品銷售中。每當一個人看見一隻獨角獸，就令這個人想起自己無意識地知道的事，使他們敞開來迎接自己的光。

現在，隨著地球非常快速的揚升，新一波獨角獸經由月球正在進入地球。然後祂們逐步下降，穿透那些進化程度，足以提供門戶讓獨角獸進入的人類的因果輪（causal chakra）。我在本書後續會分享更多與這點相關的信息。

最後，我們贏得了再次得到獨角獸協助的權利。幾百萬的人們已經散發出足夠的光，可以吸引獨角獸們再次來到地球上。

我們是有福的，
獨角獸已經再次來到地球幫助我們。

如果你想要與獨角獸的光建立連結，可以嘗試下述練習：

練習1

建立神奇的連結
連結到天狼星與月球

- 如果有可能，找一個晴朗的夜晚，去戶外注視著天空。即使你無法真正看見那些星星和月亮，它們還是在那裡，而你可以與它們在能量上建立連結。
- 在心裡說道：「我現在連結到天狼星，而且呼求獨角獸的光觸動我。」
- 暫停一下，注意你有何感覺。
- 在心裡說道：「我現在連結到月球，而且呼求獨角獸的光觸動我。」
- 再次暫停一下，注意你有何感覺。

不管你是否覺知得到，你與天狼星和月球之間將會形成一絲純淨的白光。你的神奇連結已經被建立起來了。

第2章 獨角獸展現出的信息

這裡有一些關於獨角獸的基本信息。

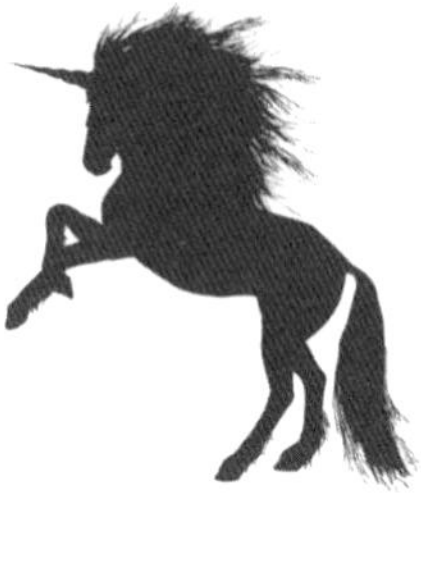

獨角獸的外形

身為偉大的「光之存有」，獨角獸可以化成任何外形。獨角獸可以決定以光、靈球體（Orb）、鑽石以及任何色彩向你展現祂自己。不過，獨角獸喜愛且尊重「本源」和「銀河聯邦理事會」為祂們選擇的馬形，因為馬形代表力氣和自由，所以祂們通常顯現成純淨的白馬，也因此，神祕派畫家或雕塑家通常選擇以這種方式呈現獨角獸。

獨角獸是完全開悟的，因此額頭上的第三眼是大大敞開的，發出的光非常明亮，明亮到顯得很密實，表現成螺旋形的犄角。當獨角獸用祂的犄角觸碰你的時候，將帶來開悟或療癒，而且提升你的頻率。那可以將靈性信息直接下載到你的意識裡，甚至可以將光發射到你的一或多個脈輪中，使你的內在產生深邃的改變。有時候，獨角獸將某一源泉的光傾瀉在你的能量場，將祝福賦予你。

在本書中，提到獨角獸的時候，我囊括了「飛馬」以及獨角獸與飛馬的結合體「獨角飛馬」。

飛馬是什麼？

「飛馬」（Pegasus，複數 Pegasi）是一種獨角獸能量加上全面開發的心輪，因為心輪十分敞開，因此從心輪發出的光束形成乙太體的翅膀，所以，飛馬被視為純淨的有翼白馬。飛馬已經揚升了，有些飛馬在第一次來到這個宇宙時，就把時間花在號稱「宇宙之心」（Cosmic Heart）的金星上。這幫助祂們開發自己的心輪。飛馬喜愛用祂們的光之雙翼包裹住你。

獨角飛馬什麼？

「獨角飛馬」（Unipeg）在頭腦和內心方面已經完全進化了，因此擁有開悟的犄角和雙翼。

維度／次元

人們談論「七重天」（seventh heaven），意思是榮耀、和諧、愛與快樂的天使界。事實上，他們指的是七維頻率帶。大量的獨角獸居住在這個層級。在九和十維頻率振動的獨角獸，生活在更快速的波段上。祂們的光和喜樂是如此的明亮和美麗，也因此祂們是令人讚歎的。某些這個層級的獨角獸，現在正以令人難以想像的純淨之光觸碰地球上的人們。

獨角獸的特質

獨角獸擁有女性能量，不過祂們也保持平衡，幫助你達到均衡。祂們可以將智慧、愛、慈悲、療癒、憐憫、喜悅、平安，以及所有神聖女性特質注入你，同時可以賦予你力氣、勇氣、活力、尊嚴、果斷和其他特質，推動你向前邁進。使你能夠以對的方式採取行動。

獨角獸平衡
你的男性和女性特質。

療癒師獨角獸

獨角獸是療癒師。祂們的臨在安撫你、使你平靜下來，將你的頻率提升到高於任何不適的層次。當你的振動速度快過疾病的振動時，疾病可以不再顯化，它不得不消融掉。

此外，獨角獸的犄角就像魔杖，傾瀉出像雷射一樣銳利的光，而且可以將光精確地指向需要光的地方。祂們在每一個層面療癒，包括心智、情緒、身體和靈性，也在深入且深邃的靈魂層面療癒。祂們可以消融業力，所有療癒最終大大影響物質身體。

獨角獸將你的頻率提升到高於
疾病或問題的頻率。

使人們重新連結到自己的「靈」

獨角獸是靈魂療癒師，祂們幫助曾經體驗到任何類型的失落或創傷的人們。當一個人曾經在童年時期深深受傷，甚至是在成年後才受傷，他們的「靈」（spirit）或「靈」的一部分，可能會返回到他們的靈魂。獨角獸是取回這些部分的大師，這個過程稱為「靈魂修復」（soul retrieval）。

獨角獸喚醒你內在的能量，
讓你能夠與你的靈魂重新連結。

此外，許多高頻、非常敏感的人們現在正化身在世。某些這樣的人發現很難留在自己的身體裡，尤其是當他們被低階或負面的能量包圍時。他們讓自己不扎根接地，靈略微抽離，以此作為應對的機制。獨角獸可以幫助帶回失去的能量，讓這些人重新扎根接地在他們的物質身體內。

獨角獸的臨在

夢境中與靜心時的獨角獸

在我看來，當今愈來愈多人在熟睡時遇見他們的獨角獸。如果獨角獸進入你的夢境，那是非常特殊的，因為表示已經建立了在靈魂層面產生深邃影響的連結。稍後我會分享更多關於遇見你的獨角獸，以及關於獨角獸與夢境的信息。

此外，人們時常在靜心期間與獨角獸連結。許多人與我分享他們的獨角獸夢境和獨角獸靜心，我也在本書中囊括了一部分這樣的故事。

當你體驗到某隻獨角獸的臨在時，無論這事以什麼方式發生在你身上，不妨期待奇妙的事發生。

獨角獸寶寶

幾年前，一位會通靈的小孩告訴我，她與一隻獨角獸寶寶的經歷，那之後，我開始覺察到獨角獸的喜悅臨在。以下是烏杜與獨角獸寶寶連結的故事：

在法國南部我家附近有一區小樹林，我喜歡在那裡沉思。在小樹林的中間有一棵樹，形狀像是獨角獸的犄角。有一次我看見一隻大大的白色雌獨角獸在那裡，祂告訴我，祂的名字叫歐若拉（Aurora）。又一次在那裡看見歐若拉的時候，祂後面跟著一隻粉紅色的獨角獸寶寶，名叫密涅瓦（Minerva），當時祂正在向歐若拉學習。

我現在時常看見祂們，而且那隻寶寶已經長大了，變成較淺的粉紅色。歐若拉和密涅瓦總是在一起，每當我需要祂們或是有特殊工作要做時，祂們都陪伴著我。

第3章

各司其職的天使界

以前我常說「天使階層」（angelic hierarchy），直到天使們指出，祂們是「一」（oneness）的一部分，所以沒有分別，因此也沒有等級或層次。祂們提醒我，小學生可能是純淨而美麗的靈魂，即使還沒擁有校長的知識或經驗。一個人並不比另一個人更優秀或更重要。所以現在我都說「天使界」（angelic realms）。

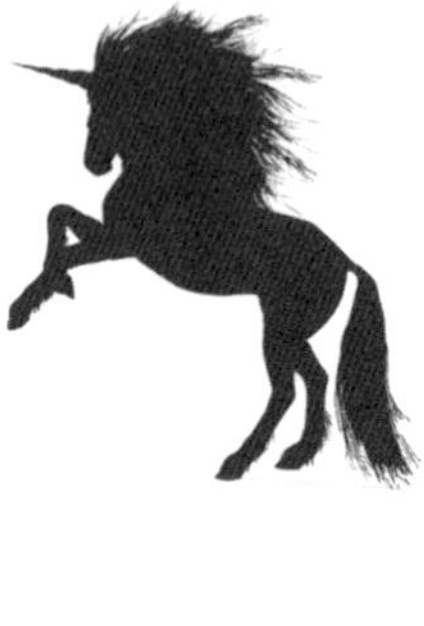

天使界

獨角獸是天使存有，擁有非常高階、純淨的光。天使（angel）、大天使（Archangel）、能天使（Powers）、力天使（Virtues）、主天使（Dominions）、座天使（Thrones）、智天使（Cherubim）、熾天使（Seraphim），也擁有非常高階、純淨的光。祂們在不同的波長上操作，執行各種任務。

天使界的大天使和其他天使，在靈性上已經通過試煉和啟蒙，進化到某個高階頻率。守護天使（guardian angel）的振動頻率與人類比較一致。

龍是古老、睿智、心胸開闊的存有，也屬於天使界，祂們現在正成群來到地球，幫助人類和這顆行星。仙女、小精靈、美人魚和火蜥蜴之類的元素精靈（elemental）們，是龍族的年輕弟兄，祂們也是通過天使路線進化。

不同天使存有的角色

獨角獸、天使和龍，全都擔負著不同的角色。有些部分重疊，因為祂們都是智慧、慈悲和愛的存有，在人世間提供服務。因為身為人類的你擁有自由意志，所以除非你請求協助，否則祂們必須袖手旁觀，只是觀察，不插手干預。

獨角獸

獨角獸是純淨白光的存有，祂們用鼓舞人心的能量澆灌個人以及全體人類。祂們的活動範圍從第七次元到第十二次元。祂們不像天使那樣唱歌，但是祂們持有地球的完美願景。

天使

天使們也在從第七次元到第十二次元的頻帶操作。守護天使協助和引導個人；其他天使照顧專案、城鎮、國家甚至是星星。目前，隨著地球上的能量逐漸提升，愈來愈多的高層天使插手干預，目的在推動我們朝揚升前進。

天使們照管著我們，或是主動地發出光芒照亮我們，以此激勵我們。

龍族

龍是有智慧、有愛心的存有，祂們跟天使一樣，有心輪延伸出來的翅膀。祂們操作的範圍從第四次元一直到最高層級。四維的龍可以潛入深厚、稠密的能量中清理收拾，那是天使和獨角獸們做不到的。此外，龍還有物質化和去物質化的能耐。目前，許多高度進化且來自其他星系與銀河系的龍，已經來到地球與我們分享祂們的智慧和知識。

> 天使和龍使得「心」融會貫通，
> 獨角獸則與「靈魂」合作。

大自然的元素界

照顧大自然王國的仙女、小精靈、地精、小妖精、美人魚，全都是元素界（elemental realms）的一部分。祂們在第三和第五次元之間操作。

再次以學校為類比，元素精靈們是天使和獨角獸的弟弟妹妹。祂們是幼兒園的孩童，而獨角獸和熾天使則是園長。

仙女們屬於風元素精靈，與獨角獸合作。舉例來說，強大的獨角獸可以在某座城鎮上方點燃和平的火焰，為城中居民帶來安全的感覺。當獨角獸繼續移動時，仙女們會錨定那股能量，讓能量持續更長的時間。

雖然人類的組成包含火、土、風、水四種元素，但是獨角獸和大部分的大天使們只擁有風元素。龍和元素精靈們可以擁有多達三種元素。

宇宙中的每一個生物都在進化。舉例來說，當已經是五維的仙女向上移動一個等級時，祂們就變成天使。

第4章 你個人的同伴兼幫手

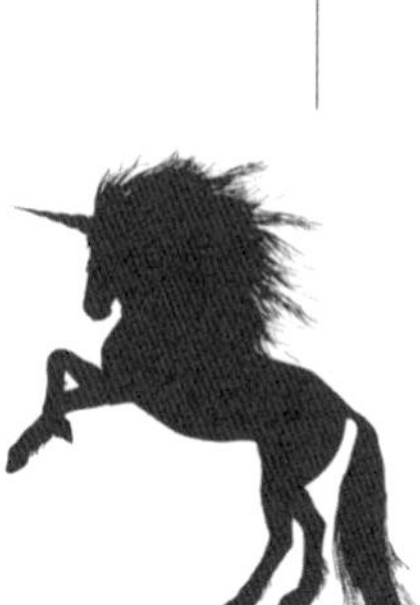

你有一隻個人的獨角獸、一位守護天使、一隻同伴龍等待著與你連結。這些個人的幫手都扮演什麼樣的角色呢？

獨角獸夥伴

當你的五維脈輪敞開來且被啟動時，你開始連結到你的高我（Higher Self）或靈魂。這是你的光真正開始發光照耀的時候。獨角獸掃描人類，尋找光已被點亮的人們，祂們一見到你準備就緒，就立即來到你身邊。祂們維持高階、純淨的能量，將祂們的白色「本源」之光傾瀉在你身上。

你個人的獨角獸扮演什麼角色？

你的獨角獸照管你的能量，當你升起純淨的意圖或幫助他人的願景時，祂會立即接近你。一旦你的光變得足夠明亮，祂便與你同在，激勵著且照亮著你，用祝福澆灌你。祂在靈魂層面與你合作，幫助你實現你的人生目的，為你帶來歡樂和喜悅。如果你垂頭喪氣，祂會用光澆灌你，或是觸碰和啟動你的脈輪，以此鼓勵你，而且一定會為你的旅程灌注力量和提供支持。假使你培育一個將會使你的靈魂充實滿意的渴望，祂就會帶著這個渴望來到「本源」面前請求啟動。祂還會將愛、勇氣、理解、智慧、力量等靈魂特質注入你，協助你的願景開花結果。

當你冀望用自己的生命為他人服務的時候，
你的獨角獸便主動與你連結。

你的獨角獸不斷發光照耀著你，不過祂將你保持在最純淨的愛之中，而且只會傳送你能夠應付的光給你。

祂也提升你的頻率，讓你可以在需要的時候超脫情境。祂始終牢記著你的靈魂、你的社群和這個世界的成長，幫助你從開悟的視角看待人事物。

在亞特蘭提斯的黃金年代，人們知道自己的個人獨角獸，所以如果你化身為人，那麼會有一個靈魂與你的靈魂鏈接，祂等待著，一旦你準備就緒，便主動與你重新連結。祂可能已經與你同在。這些愛的鏈接絕不會消散。

專屬的守護天使

每個人都有一位守護天使，在整趟靈魂之旅期間陪伴著當事人，無論當事人的頻率降得多低。

你的守護天使的角色

你的守護天使照顧你、保護你。無論你做什麼，祂都用無條件的愛澆灌你。如果你有一個由衷的心願，只要你的靈魂允許，你的天使就會替你實現。

當你出生時，你的守護天使陪伴著你；當你死亡時，你的守護天使也陪伴著你。祂在場參與你的「出生前諮詢會」。祂拯救你免於意外或死亡，只要那不是基於你的至善（highest good），或不是你的天命的一部分。祂持有你一生的神聖藍圖（divine blueprint），小聲的引導你，使你能夠遵循自己的最高階路徑。你有權選擇是否聆聽這些。你的天使還會精心安排巧合和同步性（synchronicity），使你能夠遇見對的人，在對的時間出現在對的地方。

同伴龍族

龍是非常古老、睿智、心胸開闊的存有。大部分的龍，在亞特蘭提斯近尾聲的時候撤出了地球。不過，某些屬於地球的龍依舊留在地球上，幾千年來一直保護著地球。就跟獨角獸一樣，數以百萬計這些睿智的存有現在大批回來幫助我們。除了地球上的龍，來自許多其他行星和存在層面的龍，現在也在這裡協助人類、動物和地球。

你的同伴龍的角色

龍是由火、土、風或水元素構成的，但是並非四種元素全都在一起。你的同伴龍（companion dragon）可能只屬於一種元素，通常那與你出生時的星座相關聯，但更有可能的是，祂主要由一種元素構成，受著多達兩種其他元素影響。

你的同伴龍保護你，祂在你睡著時照顧你，清理你附近的低階能量。祂是極其忠誠的，一旦你建立了與祂的連結，祂就會待在離你很近的地方，祂將會照亮你的路。

你個人的獨角獸、守護天使、同伴龍，
全都無條件的愛你，
而且看見你最好的一面。

呼求幫助

你應該召喚這些幫手中的哪一位來幫助你呢？呼求幫助的最好方法是什麼呢？

為你自己

如果你需要幫助，無論何時，首先請召喚龍前來清理任何稠密的能量，然後請求天使用光圈住你，最後祈請獨角獸，請求祂們用一陣陣的白光澆灌你。

遇到充滿挑戰的情境

同樣地，如果你面對著某個充滿挑戰的情境，不妨請求龍潛入最黑暗的能量並清理那些能量。可以燒毀深處能量的四維龍將會自動回應，然後請求天使們盡可能地將情境周圍的能量保持在高階，且以優美的特質、愛和光歌唱。最後，請求獨角獸飛到情境或位置的上方，用純淨的白光澆灌。

如果你在電視或社交媒體上，看見天然災害或人道主義危機之類充滿挑戰的情境，可以派出龍來蛻變土地本身的密度，然後請求天使們將那裡的人們包圍在愛之中，讓那個地區保持在金黃璀璨的光芒中。如上所述，請求獨角獸飛到這個情境的上方，用白光澆灌。

清理空間

當你前往某個地方時，可以事先請求龍清除當地任何的低階能量。做法就跟以前一樣，然後請求天使讓你保持在祂們的光之中，而獨角獸飛到你的上方。於是你將置身在完美的天使之愛的防護膜裡。你可以針對辦公室、治療室、教室或任何住家或工作空間，做這樣的事，只需要一會兒的時間。

你可以將防護膜設在自己、別人、某個地方或某個情境的周圍。茲舉幾個例子如下：

練習 2

建立天使之光防護膜

祈求安全的旅程

- 當你坐在交通工具上，無論是汽車、船、火車、飛機或其他東西，不妨召請龍，看見或感應到祂們到來。
- 請求其中一隻飛到你面前，清除低階能量，同時其他龍排成陣式，在你周圍飛行。
- 召請天使們。覺察到金色天使們維繫著你乘坐的交通工具周圍的能量。

- 祈請獨角獸。看見祂們在你的上方，用一道白光祝福你的旅程。
- 你置身在奇妙的天使存有的防護膜之中。放輕鬆，信任你完全受到保護。
- 當你抵達目的地的時候，記得感謝祂們。

練習 3

建立天使之光防護膜

療癒交戰區

當你靜心或觀想時，確保周圍的空間乾淨而明亮是很重要的。就跟灰塵和塵土積聚在角落一樣，心靈的角落也會積攢心靈蜘蛛網。當你不是在靜心冥想的時候，可以完成以下幾件事，確保你的房間潔淨明亮：

- 請求風龍將任何低階振動吹出去，高階振動吹進來。
- 用頌缽或鐃鈸清除老舊的能量。
- 拍手且對各個角落唱「嗡」音。這麼做分解掉卡住的能量，換上新的能量。
- 將紫水晶放在各個角落裡。

如何在交戰區周圍建立天使之光防護膜？

- 在腦海中想像那個地方。
- 請求許多龍衝進去那個地方。
- 看見龍潛入低階能量，將低階能量吞噬掉。
- 然後看見祂們深入那片土地，清除卡在土地裡的能量。
- 請求天使們用祂們的金色雙翼護住那裡的人們。
- 請求獨角獸用純淨的白色「本源」之愛澆灌這個地區。
- 看見那裡的一切人事物都被天使之光圈住保護著。
- 知道你的慈悲已經造就了不同。
- 記住要感謝那些天使、龍和獨角獸。

第5章 調頻對準獨角獸

你一想到獨角獸，獨角獸便與你連結，而且祂們不斷鼓勵你淨化你的能量，讓彼此的鏈接變得更清晰、更強健。目前已經有幾百萬的人們踏上他們的揚升之路，散發著美麗的光芒，好讓獨角獸可以透過他們工作。

當你調頻對準獨角獸的時候，祂們便為你照亮正確的揚升之路。然後每當你在靜心期間召請祂們，或是談論祂們，或是觀想祂們時，祂們便照亮你的氣場。祂們用祂們的光之犄角觸碰你的能量場或你的靈性中心，通常是你的心輪或眉心輪。

你可能很少領悟到獨角獸幫你多大的忙，你可能也沒有覺察到你已經針對自己完成了多少的揚升工作，讓獨角獸能量可以瀰漫這顆行星。

這裡有一個例子，示範一旦獨角獸與你連結了，祂們如何推動你的天命向前邁進。

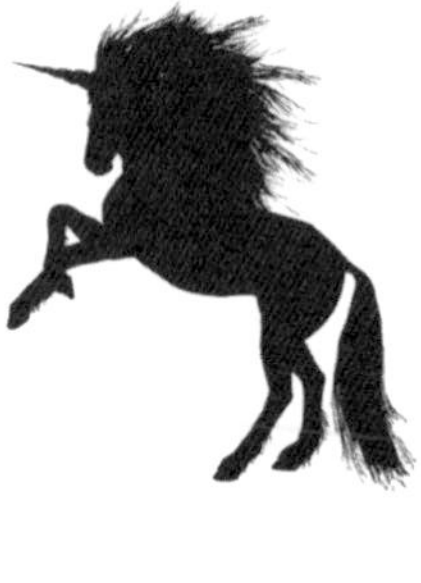

弗蘭齊絲卡．希拉古薩（Franziska Siragusa）是黛安娜．庫柏白光學校（Diana Cooper School of White Light）的主要老師之一。她看見的第一隻獨角獸看起來像是年老的白馬，有點矮胖而且不是很高。祂的名字叫做「以撒利亞」（ezeriah），有一根光之犄角。當祂出現時，弗蘭齊絲卡感到非常興奮和喜悅。獨角獸讓事情成真，幾天後，當某家靈性中心的所有者邀請弗蘭齊絲卡舉辦獨角獸工作坊的時候，弗蘭齊絲卡知道是以撒利亞在背後推動這次邀請。她接受了，儘管那個時候，她是相當內向的人，不健談，而且非常害怕舉辦工作坊。她沒有教學的經驗，但是她體認到，那是一次千載難逢的機會。她知道自己必須完成這件事，而且她的確做到了，這促使她踏上一條精彩的全新道路，成為靈性老師。這是一個典型的例子，示範獨角獸看見一個人的服務之光，輕推對方，賦予對方走自己的人生路所需要的特質。

最近，當弗蘭齊絲卡教授關於列穆里亞療癒的課程時，以撒利亞以一種更加空靈的形式出現了。祂看起來比之前年輕，而且更有魅力。最令弗蘭齊絲卡震驚的是祂的眼睛，非常的清澈而明亮。

當她講到亞特蘭提斯時，一位天眼通學生說，他可以看見一隻很大的獨角獸在弗蘭齊絲卡身邊。那隻獨角獸看起來比普通的馬大許多，名字叫做希姆薩（Simsa）。這隻獨角獸正在幫助弗蘭齊絲卡步入她的力量，在她推動課程時護持她。弗蘭齊絲卡說，這對她和參加課程的學員來說，都是具有轉化作用的。整個團體瀰漫著難以置信的興奮和喜悅，有許多的歡笑和奇妙的連繫。得知她可能有不只一位獨角獸指導靈，也令弗蘭齊絲卡大為驚訝。

然後莎拉（Sarah）出現了，祂自稱是九維鑽石獨角獸，而且在祂現身時，美麗的鬃毛裡有鑽石。祂解釋，鑽石獨角獸與那些奇妙的寶石合作，為世界帶來純淨。弗蘭齊絲卡口中的莎拉，非常的美麗而優雅。祂是純淨的愛。弗蘭齊絲卡說，祂的能量與其他兩隻獨角獸截然不同，因為祂的頻率高許多，又是雌獨角獸。弗蘭齊絲卡覺得，遇見莎拉是她人生中非常重要的事件，因為莎拉鼓勵她撰寫一本關於獨角獸的著作，而且為此提供信息。所以，一旦弗蘭齊絲卡的獨角獸與她連結，祂們便持續推動弗蘭齊絲卡沿著她的道路前行。

現在，萬事萬物都為我們大家改變著。獨角獸已經送來了如此巨大的獨角獸光波，因此祂們的圖像無所不在。孩子們喜愛祂們，人們談論祂們。很少人領悟到，獨角獸是真實的存有，祂們回應祈禱，可以為人們的生命造就不同，而且這道光波愈來愈強烈。

獨角獸是真實的存有，
祂們回應祈禱。

有一天，我邊遛狗邊沉思著這件事，經過一位母親和她的孩子旁，當時，那位母親彎下腰，撿起孩子的玩具，說道：「你的獨角獸掉了。」我立即看見白光一閃，有一隻獨角獸跟她們在一起。瞬間，獨角獸照亮了她們，我領悟到，為什麼獨角獸選擇透過一波玩具和商品銷售，來讓人們感受到祂們的臨在。每當某人注意到獨角獸玩具或圖像時，獨角獸就可以觸及他們，以此方式，獨角獸每天確確實實的觸動數百萬人，難怪全球各地的頻率不斷上升。

獨角獸正觸動著
各個階層的人民。

如果你是學校老師，真誠的致力於啟發孩童以及薪火相傳，那麼你的意圖將會反映在你散發出來的光之中。獨角獸將會接近你，點燃你的靈性中心，用密鑰和密碼填滿你的靈性中心，使你能夠以讓靈性中心可以整合信息的方式，影響被你照顧的學生們。

如果你是渴望學習、好讓你能夠實現你的靈魂使命的學生，這將會鏡映在你的能量場之中。再一次，獨角獸會將光注入你，讓你可以吸收你所需要的東西。獨角獸也會為你帶來可以強化你的決心和實力的能力。

或許你是誠實的政治家，懷抱讓你所服務的人民更好的願景。獨角獸能量將會支持你，增加你所需要的魅力和實力。

你可能是正直的律師或生意人，能量與全新黃金時代的典型和諧一致。如果是這樣，你可以期待來自獨角獸界的推動協助。

有著純粹奉獻精神的醫生和護士，往往吸引獨角獸的關注。醫護人員（或其他任何人）攜帶的女性能量愈多，獨角獸就愈容易與他們連結。神聖女性（Divine Feminine）能量是同理心、愛、奉獻、智慧，關懷，以及療癒和服務的渴望。

對多數人來說，他們畢生嚮往的最重大靈魂使命是為人父母。將新的靈魂帶進這個世界被認為是非常重要的，也是巨大的責任。在當前充滿挑戰的風氣中，這個角色往往被認為次於賺錢乃至維持生計。但是當你認真地想要服務你已經帶入世間的靈魂時，只要你請求，獨角獸就會幫忙。一位母親將一張有個獨角獸靈球體幫她的寶寶洗澡的照片，傳送給我，當時我非常高興。看著那個畫面是迷人、充滿喜悅的時刻。

有些人發出的光十分明亮，明亮到獨角獸會自動的被他們所吸引。其他人則必須請求才行，但是如果這些其他人已經準備好接收某隻獨角獸的能量，那麼他們的請求將會吸引一隻獨角獸來到他們身邊。然後這隻獨角獸將會為他們帶來他們需要的任何特質。

莎莉．諾登（Sally Norden）分享了這則美麗的故事：

> 大約十年前，我遇見了我的獨角獸史都維（Stewy）。祂的名字其實很長，S開頭，可是我發不出那麼長的音，所以祂說：「你可以叫我史都維。」某次與我的指導靈們一起靜心期間，祂來到我身邊，說道：「我可以幫助你完成你需要完成的任何事情。儘管請求吧。」
>
> 祂通常疾馳而來，起初，祂有一根美麗的金色犄角，但是現在，犄角的顏色似乎會依據我需要的色彩而改變。我和我的前任伴侶在一起的時候，祂會在出現時腦袋周圍有一顆顆紅心漂浮，真正為我開心。然而，當負面的事即將發生時，通常是說謊，祂會低下頭，幾乎是在警告。
>
> 那是往事了，而我現在時常召請史都維。祂要我一手放在祂的犄角上，然後突然

間，我得到祂認為我需要的不管什麼東西。最近，祂的犄角一直散發著強烈的彩虹顏色，美妙極了。祂一次次給予我自信、毅力和無條件的愛。祂發出的能量非常強勁，卻很溫和。祂是風趣的獨角獸，我很感恩可以遇見祂。

我的工作要與孩子們互動，當孩子們詢問時，我說我有自己的獨角獸，祂叫史都維。當孩子們說：「祂是真的嗎？」我回答：「噢，我看得到祂。」

「祂現在可以走進來這裡嗎？」

「如果我請求祂，祂可以辦到。」

「我可以看見祂嗎？就像我現在可以看見你一樣。」

「我們試試看，好嗎？」

目前為止，沒有別人見過史都維，但是我知道祂在那裡，而且祂很美。那才是最重要的。

練習 4

你的獨角獸願景

- 安靜的坐下來，想出一個可以幫助他人的願景。
- 聚焦在這願景可以為某人帶來愛、賦能培力、希望或其他好處的面向。
- 感應到那個願景變成一球白光。
- 讓那球白光變得更大、更明亮。
- 在腦海中將那顆球放在你的頂輪上，讓它燃燒起來。
- 看見或感應到一隻獨角獸被你頭上的光所吸引。
- 感覺你自己被那股獨角獸能量照亮了。
- 暫停一下，好好吸收正在被下載到你內在的那些特質。
- 感謝那隻獨角獸。

調頻對準獨角獸的能量

閱讀本書時，你與你個人的獨角獸的連結將會愈來愈緊密。然而，為了加快這個過程，這裡有一個「我是」（I AM）調頻可以用來鏈接祂的能量。「我是」調頻（attunement）或聖諭（decree）肯定地表明，你的「單子」（Monad，你從上帝那裡得到的原始神性火花）與你正在命名的任何東西或任何人，完全和諧的連成一氣且融合同化。在這種情況下，「我是」（I AM）調頻，使你能夠以可能最高階的頻率與你的獨角獸在能量上黏合，允許祂們的和藹特質和療癒力量流經你，讓你可以將這些繼續傳遞給其他人。你可以將這些特質和力量置於水晶之中，或是用它們將水能量化，或是以感覺恰當的任何其他方式使用它們。

練習 5

調頻對準你的獨角獸

- 找到一個你可以安靜下來、不受干擾的地方。
- 務必確定你是舒舒服服的。

✔獨角獸尤其與眉心輪和心輪互動，因此一次特殊的呼吸，為你們的連結增添能量。舒舒服服的呼吸，將氣息吸進你的心輪，然後從你的眉心輪呼出。

✔隨著每一次吸氣，感覺到你的心變得愈來愈溫暖。

✔隨著每一次呼氣，覺察到你的第三眼愈來愈敞開，直到你可以看見或感應到一根開悟的犄角，從你的前額呈螺旋狀伸出。

✔只要覺得恰當就繼續。

✔當你準備就緒時，觀想一球白光圈住你，這將會使你連結到獨角獸頻率。

✔隨著每一次呼氣，感覺那顆球盈滿著閃閃發亮的鑽石白光，慢慢來。

✔每一次吸氣時，讓純淨的白色能量填滿你的心。

✔當你的心感到盈滿時，將注意力轉移到你的雙手。

✔現在，每一次呼氣時，光從你的心向下流入你雙手的手掌脈輪，脈輪因此更加敞開，這樣做幾次。

✔現在默默地或大聲的聲明：「在本源的光之中，我請求獨角獸將祂們光輝燦爛的光注入我且穿透我。從這一刻開始，『我是』調頻對準獨角獸界。祈請完成。」

✔感覺或感應到那光大量湧入你，只要你願意，就在這光輝燦爛的能量中好好放鬆。

第6章

來自獨角獸的信號

獨角獸可以用許多方式提醒你祂們的臨在。如果你正想著祂們，然後突然看見一道美麗的彩虹，要知道某個光的存有就在你附近。或者，如果你看見一顆星星似乎在夜空中對著你閃爍，請花一些時間感覺那股能量。

迪倫是我們正在製作的獨角獸紀錄片的導演。不足為奇的是，在他認識我且開始聽說獨角獸之前，獨角獸並不是他生命中的一部分。儘管如此，迪倫不僅對獨角獸非常著迷，而且讀了我最近出版的那本獨角獸著作。在他將紀錄片預告合約寄給我之前的那個早晨，他出門遛狗。當他將狗用的包放進垃圾箱的時候，有一隻玩具獨角獸從垃圾箱裡探出頭來，他跑進他家，說道：「那是信號，那一定是信號啊！」

當天晚上，迪倫帶著合約去郵局。途中，他經過一群聚在一起的三個人旁，一名年輕

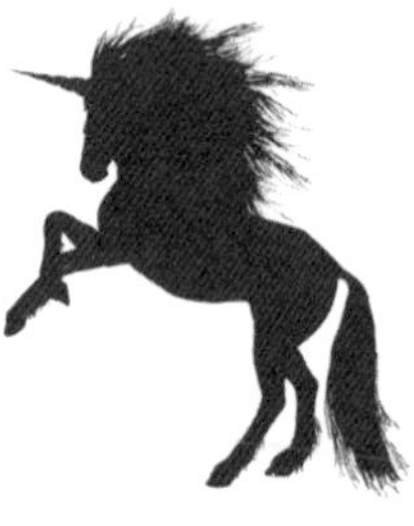

女子說：「我等不及今天晚上要戴上我的獨角獸犄角！」

獨角獸就跟天使一樣，祂們也留下小小的白色羽毛，告訴你，祂們就在附近。

艾希亞．高登（Asia Golden）寫電子郵件告訴我，許多年前，她讀了我的第一本獨角獸著作之後，就迫切想要見到獨角獸，或是接收到來自獨角獸的信號。她做了那本書裡的其中一則冥想，然後遇見了一匹「飛馬」。她寫道：

我真的想要某樣物質的東西，來「知道」祂們就在那裡，例如白色的羽毛。我祈禱了好幾天，祈求祂們在場的信號，結果徒勞無功。但是我不斷觀想白色的羽毛，不斷讓自己置身在獨角獸界。

最後，艾希亞決定放棄，她告訴自己，獨角獸就是不在她身邊。就在那個時候，她走進家裡的花園。她寫道：

確確實實地，那裡有好大一堆白色的羽毛，好大一堆喔，跟我冥想時看到的一樣，但是，卻不知打哪兒來的，而且絕不是死去的鳥兒留下來的。我整個人飄飄然！當我想

> 到許多年前的那一天，還感覺得到我的心輪敞開，因為那是我人生中非常黑暗的時期，而獨角獸將我舉起，讓我感覺到特殊和安全。現在當我覺得懷疑或恐懼時，祂們還是為我送來白色的羽毛，讓我知道魔法無所不在。

有些回應是明確無誤的。珍妮絲・穆迪（Janis Moody）寫信告訴我，她的獨角獸散步（unicorn walk）發生了什麼事。獨角獸散步指的是，當時，你肯定地表明，你已經與獨角獸融合，而且正透過獨角獸的愛的雙眼從更高的視角看見一切。無論你的散步走到哪裡，你都表現得彷彿你是獨角獸，還用獨角獸的能量祝福人們和地方。這麼做是非常特殊而神聖的事。珍妮絲解釋，當時在俄克拉荷馬州一直有暴雨和空前的洪災。為了避開洪水，她被引導走一條與平時不同的路線。而就在那條街道的中間，躺著一隻可愛的小小瓷器獨角獸。它被泥漿覆蓋了，於是珍妮絲把它帶回家，洗乾淨，跟她的水晶們擺在一起，她覺得這是確認獨角獸臨在的絕佳方法。她給我發了一張與她的水晶們擺在一起的獨角獸照片，那隻獨角獸的確很漂亮。

可以證實獨角獸臨在的最大驗證方法，是你自己對祂們的回應。我很喜歡艾麗希亞・薩（Alicia Saa）傳送給我的這則故事：

我與我的線上社群分享了一些獨角獸的故事。翌日，我收到了一位唐氏症男孩的母親捎來的訊息。這個孩子很愛獨角獸，但是孩子的父親對這事感到不舒服，每次兒子談到獨角獸，他都對兒子說：「獨角獸是給女生的，不是給男生的。」

當這位母親看見我正在分享的獨角獸信息時，她明白了兒子為什麼那麼喜歡獨角獸。她的心比以往任何時候感到更加輕盈、更有活力，然後當丈夫回到家時，她告訴丈夫關於天使界以及這些宏偉的光之存有的一切訊息。

令她驚訝的是，丈夫突然間哭了起來。他去到兒子的房間，告訴兒子，兒子是多麼的特殊。他還告訴兒子，天使改變了他對獨角獸的看法。翌日，他帶著兒子出門，買了一隻獨角獸毛絨玩具，而且從那一刻開始，他完全相信獨角獸。

這位父親本身的反應，就是他相信獨角獸的證明。這則故事令我的心充滿希望。

艾麗希亞還分享了下述這則故事：

有一天，我正打算帶小兒子去看電影。然而，當我們準備好要出發時，汽車發動不了。我對兒子說，發生這樣的事是基於至善，然後我打電話給美國汽車協會（American

Automobile Association），協會的人員一小時內便趕到，換了汽車電池。終於，我們準備好要出門，然後魔法發生了：我們在街上看見一顆氣球。我們停下來，兒子下了車，把氣球撿起來。氣球上面寫著：「相信獨角獸。」

她發了一張氣球的照片給我。

菲歐娜·薩頓（Fiona Sutton）也發了一張照片給我，當我看著那張照片時，幾乎不敢相信自己的眼睛。以下是菲歐娜的故事：

我們走在威爾斯西部彭布羅克郡（Pembrokeshire）波舍斯頓（Bosherston）村的美麗百合花池畔，當時我可以真正感應到獨角獸的能量，所以我在心裡請求祂們顯現——最好是顯現在我的某張照片中。拍了許多照片後，我們停在一家酒館吃午餐。那時候，我已經完全忘了自己提出的請求，因此當我瀏覽照片時，並不是有意識的尋找任何東西。但是當我那麼做的時候，其中一張照片似乎突然間躍入我眼簾。那片湖中間的光似乎很奇怪，而且雖然圖像很小，但似乎有一個清晰的獨角獸頭部輪廓。

我把圖像放大，感到非常驚訝，居然可以看見兩隻獨角獸。其中一隻的頭部和頸部確實非常清晰，毫無疑問的有眼睛、鼻孔、鼻口部。祂左邊的那隻獨角獸只看見一部分，但有犄角是毫無疑問的。我愈是盯著祂們看，祂們就變得愈清晰，映入我眼簾的細節就愈多。我被這隻獨角獸頭部上的數字3給震撼了，因為我知道這是一個非常神聖的數字，代表「神聖的三位一體」。我還被祂頭部附近綠色光環內的十字架震撼了，於是谷歌搜尋了一下這東西，發現它是十字形光環，是我以前從來沒有聽過的東西。我驚訝的發現，這也代表基督意識。而且因為讀了你的精彩著作《遇見神奇獨角獸》，我知道獨角獸本身就是基督意識的象徵。多麼驚人的同步性啊！

我看著那張照片。兩隻獨角獸影像清晰地映照在湖中，起初，我看不見其中一隻頸部上的數字3。然後它突然間躍入我的眼簾，清晰明確。被光環圈住的十字架也不容錯過。而且不用說，在湖中清晰映現出不是一隻而是兩隻獨角獸是非常不尋常的。

菲歐娜在那封電子郵件中附上了那張照片，附帶寫道：

我覺得捕捉到這張照片實在是太幸運了。它對我而言尤其意義非凡，因為就在拍攝這張照片之前四天，兩隻獨角獸在我靜心時出現在我面前，我在日誌中記錄了祂們。我形容其中一隻非常優雅而輕盈，另一隻則穩重而莊嚴。詭異的是，就好像祂們出現在那張照片裡。更有意義的是，從開始走上我的靈性之路以來，我發現兩隻獨角獸一直在領路，祂們透過卡片、夢境出現，乃至化成某位已故朋友送我的雕像。

獨角獸其實是魔法。讀著菲歐娜的訊息同時看著她的照片提醒我，要更加仔細的注意自己拍攝的照片。

我還收到赫拉的一系列精彩照片，赫拉的床鋪上方有一個巨大的白色獨角獸頭。她寫道：

有一天，我覺得很難過，所以就坐在臥室裡沉思。我問道：「真的有超越物質、超出我們想像的東西存在嗎……有上帝嗎？還是全都是我們捏造出來的？有天使嗎？天使，祢們在那裡嗎？祢們在這裡嗎？祢們支持我嗎？祢們能幫助我嗎？祢們能讓我見識見識嗎……」我想要答案，我想要證明，我想要接觸或連結，想要某樣東西。我很絕望。

我說：「如果有東西在那裡，那就讓我看看吧。讓我見識見識吧！某樣我看得見的東西，我是一個物質人類，我想要看見物質的東西。我希望以物質證明祢的存在，無論祢是誰。」

我像小女孩一樣在心裡尖叫著，似乎很可笑。然後房間裡的能量開始改變，它變得帶電、輕盈而歡樂，然後我聽見一個聲音說：「好了，現在你可以睜開眼睛……」我照做了，於是我看見了這輩子見過最美麗的東西之一。在我睜開眼睛時，我看見的是，那個獨角獸頭上絢麗、燦爛、神奇的彩虹，以及周圍一大圈淡粉紅薄霧。那是真正的彩虹啊！可是一直沒有下雨，也沒有太陽照進那個房間。當天是灰暗的陰天，然而那些色彩如此強烈，我從來沒有見過那麼絢麗的色彩。我親眼目睹的東西實在是太令人驚歎了，使我無言的靜默了幾分鐘，然後才發現熱淚盈眶，遮擋了我的視線。我是那麼的情緒激動、那麼的欣喜若狂、那麼的驚訝、那麼的開心，令我顫抖不已！持續好幾分鐘，我只是盯著眼前難以置信的景象，喃喃自語：「祂們怎麼能創造那麼美麗又那麼個人化，而且既完美又神奇的東西呢？」

幾分鐘後，彩虹還在那裡，而我抹掉眼淚，立即詢問獨角獸是否允許我拍照，因為我永遠不想忘記那個畫面。祂們同意了，所以我跑過去，抓起相機，拍了幾張照片。然後，那道彩虹慢慢消失，留給我不可否認且無窮無盡的信心、信任、愛、快樂和喜悅。

然後我對自己說：「人生無論發生什麼事，我始終相信。」

的確，獨角獸頭部被一道絢麗彩虹照亮的照片，令人嘆為觀止。我看到的時候也驚訝得倒抽了一口氣。靈界有無窮無盡的方式，為我們提供證明。

克絲婷・約斯特（Kerstin Joost）是醫師兼黛安娜・庫柏白光學校的大師級教師（Master Teacher）。她剛搬到蘇黎世的時候，並不認識這座城市，所以她隨意遊蕩，請求她的獨角獸為她指路。因為發現自己站在一座當時正在為某佛教展覽宣傳的博物館前方，她走了進去，被引導至最後一間房間。令她驚訝的是，裡面是一隻宏偉的金色獨角獸。她以前從來沒有見過佛教的獨角獸，她知道是她的指導靈帶她去看這隻獨角獸的。回家的路上，她問她的獨角獸叫什麼名字。她之前問過，可是從來沒有接收到答案。這一次，當她抵達自己的公寓時，電話響了，是一名男子打電話來做醫療諮詢。男子說得非常清楚：「我叫盧卡斯，中間那個字母是c——Lucas。」她瞬間知道這是她的獨角獸的名字。

瑪麗露也收到了一則獨角獸訊息。當時她和她丈夫在西班牙南部的一間公寓旅館度假。他們已經在那裡待了差不多兩星期，一天早晨，早餐時，她丈夫從刀叉餐具抽屜裡拿出了一把刀子，刀身上壓印了一隻獨角獸。他們之前不曾看過這把刀子，而且只有一把刀子像那樣。在那隻獨角獸旁邊刻了「Kom Kom」兩個字，他們把這兩個字詮釋成一種召喚。所以他們決定觀賞我的其中一集獨角獸Zoom雲端視訊，多多與獨角獸連結。

第7章 獨角獸顏色大不同

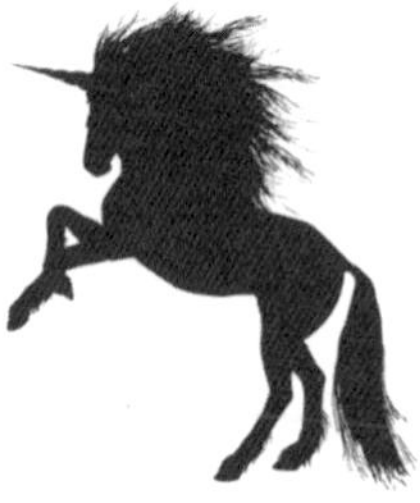

有時候，別人問我：「如果你看見彩色獨角獸或是有那樣的印象，那是什麼意思呢？有這個可能嗎？或者那是幻覺？」

這是一個有趣的問題，因為所有圖像都是有效的，可以為你提供信息。然而，有些圖像來自較高階的靈界，有些則可能源自你的無意識過程。

獨角獸的顏色意義

獨角獸散發純淨，那是祂們的本質。白色包含所有顏色，而這些發光的存有通常在這樣的光輝中展現自己。不過，獨角獸可能會選擇向你揭示祂的神性的某個特定面向，因此可能看起來是某種特定的顏色。如果那個顏色是柔和的、透明的、有一種純淨的品質，那就接受它，當作來自獨角獸界的訊息。如果圖像陰鬱、暗淡、俗豔或是不透光，那麼八成來自你個人的無意識，正在請求要被好好探索。

偶爾人們報告，有黑色獨角獸來到他們身邊。我們有時候將黑馬與貪婪、權力、操控他人聯想在一起，但是罕見的黑色獨角獸代表神祕、魔法和轉化。如果黑色獨角獸來到你身邊，在你接受祂之前，請先反問自己，祂感覺起來如何。祂的到來可能是要滋養某個理念或帶出你的智慧。

淡粉色獨角獸的到來指出，祂正帶著純淨、超然的愛觸碰你。

淡藍色調的獨角獸帶來更高的溝通天賦，邀請你確保你的言語和念頭出自最高的誠信。

粉綠色調的獨角獸正在為你帶來平衡與和諧，祂正在要求你積極追求和平與滿足。

如果獨角獸帶有最淡的半透明黃色或金色，那麼祂正在提醒你，帶出你的知識和智慧，或是正在暗示，祂即將下載更多的知識和智慧進入你內在。

桃紅色是混合愛的粉紅色和智慧的金色。帶著這種色度的獨角獸，正在用奇妙的愛和智慧澆灌你，所以要放輕鬆，好好接受。

這些光之存有，偶爾提供的另外兩種非常靈性的色彩是淡丁香紫或淡紫紅色。丁香紫內含較多屬於療癒或溝通的藍色，而紫紅色（又稱「錦葵紫」）則包含較多屬於愛的粉紅色。這兩種顏色都召喚你以全然靈性的方式行事。

有時候，研討會的學員遇見彩虹色的獨角獸。彩虹象徵希望和全新可能性的開啟，彩虹總是承諾喜悅。

獨角獸的眼睛顏色

我曾經看見或感應到獨角獸的眼睛是淡藍色，而且以為其他人也感應到同樣的東西。然後有一天，在一場線上研討會期間，當我帶領學員進入與他們的獨角獸見面的冥想時，我得到引導，要學員們仔細看看獨角獸的眼睛。那時候我才了解到有其他不一樣的顏色。我既好奇又興奮，居然可以發現學員們描述的種種色彩和色彩組合以及色彩的強度。一位女士分享，她的獨角獸有深紫羅蘭色的眼睛；另一位女士則說，她的獨角獸的眼睛是柔粉紅搭配微微發光的金邊。一名男子的描述是許多色彩一起旋轉，而且有星星閃爍，他說：「就像深入檢視各個銀河系。」深琥珀色、黑色和藍色是醒目的組合，給人力量強大的印象。

我的指導靈庫彌卡（Kumeka）告訴我，獨角獸的眼睛通常是淡藍色。不過，獨角獸是偉大的老師，祂們有時候利用機會，將你可能沒有覺察到的個人靈魂能量面向鏡映給你。

所以，那天看見深紫羅蘭色的人正在被提醒，在靈魂層次，她是非常有靈性的，可以蛻變他人的低階頻率。看見柔粉紅搭配微微發光的金邊的女士理解到，她的靈魂裡攜帶著許多的愛和智慧。形容深入檢查各個銀河系的男子想起了，他夢見旅行到各個星星，想要探索精通嫻熟各個銀河系之間的途徑。看見深琥珀色、黑色和藍色且感覺到這是非常威力強大的女子，正在接觸她的靈魂的力量。

這裡有一個非常簡單的練習，可以找到你自己的靈魂的顏色。

練習 6

找到你的靈魂顏色

若要完成這個練習，你需要紙和一系列可以挑選的蠟筆或氈筆，你還需要信任與直覺。

- 找到一個你可以安靜下來、不受干擾的地方。
- 點燃一根蠟燭，如果有可能，選擇白色蠟燭，可以提升能量。
- 在紙上畫出眼睛的輪廓。如果你想要，可以在眼睛中央畫上黑色瞳孔，邊緣加些睫毛。
- 閉上眼睛，在心裡請求獨角獸引導你找到你的靈魂的顏色。
- 決定你需要多少顏色，讓那個數字落入你的腦海。
- 眼睛仍舊閉著，手伸向前，讓獨角獸引導你找到正確的顏色。
- 半開雙眼，用你的靈魂顏色替你的眼睛著色。
- 完成後，完全睜開眼睛，仔細推敲你創造出來的東西。這是你期待的嗎？你有沒有學到關於你的靈魂的任何東西？
- 感謝獨角獸們。

* * *

那些顏色意謂著什麼呢？

你的靈魂的顏色

- 白色表示純淨的靈魂。
- 銀色表示你擁有魔法天賦。
- 金色表示睿智的靈魂。
- 白金色表示非常有紀律且有潛力的靈魂。
- 粉紅色表示有愛心的靈魂。
- 淡黃色表示老師、哲學家或思想家的靈魂。
- 橙色表示快樂的靈魂。
- 紅色表示生氣勃勃且具有領導特質的靈魂。
- 淡藍色表示療癒師的靈魂。

- 淡藍綠色表示明確的傳達信息的靈魂。
- 深藍色表示用智慧與誠信交流的靈魂。
- 淡綠色表示平衡且熱愛大自然的靈魂。
- 紫羅蘭色表示非常有靈性的靈魂。
- 彩虹色表示散播光和希望的靈魂。

獨角獸犄角的顏色

獨角獸透過服務在靈性上進化。從祂們的眉心輪呈螺旋形發出的光愈純淨，祂們就愈開悟。有時候獨角獸被描繪擁有白色、銀色或彩虹色的犄角；有時候則擁有代表偉大智慧的金色犄角。獨角獸愈進化，犄角的金色就愈深。最近，擁有白金或彩虹色犄角的高度進化獨角獸，正在進入地球的氣場。祂們攜帶著超然的喜樂和至福。至於鑽石犄角，那是令人讚歎的。

獨角獸是療癒師和老師，如果祂們想要經由祂們的犄角賦予你特定的能量，就可以從構成白光的色彩光譜中選擇一種光線。那些顏色有各式各樣的含義，色度均是粉彩。要運用你的直覺，為自己詮釋那些色彩，但是以下有一些指引：

- 白色暗示純淨。
- 銀色意謂著獨角獸正在為你帶來魔法和好運。
- 金色提供智慧。
- 白金色暗指更高的可能性。
- 粉紅色用愛擁抱你。
- 淡黃色攜帶宇宙的信息。
- 淡藍色將你包裹在療癒之中。
- 淡藍綠色提示明確的溝通傳達。
- 淡綠色建議你保持平衡。
- 彩虹色用希望啟發你。

如果你想要發現，你的獨角獸今天正在為你，從祂的眉心輪散發出哪一種顏色，也想要看見你自己的靈魂反映在祂的眼睛之中的色彩，那麼以下是適合你的觀想：

探索你的靈魂顏色以及你的獨角獸犄角的顏色

- 找到一個你可以安靜下來、不受干擾的地方。
- 點燃一根蠟燭，如果有可能，選擇白色蠟燭，可以提升能量。
- 閉上眼睛，放輕鬆。
- 想像你置身在一座美麗、和平的山谷中，那裡綠草如茵，鮮花遍布，鳥兒唱著歌。
- 一條壯觀的瀑布從山谷一側傾瀉而下。
- 當你接近瀑布時，你意識到它是一連串純淨的白光。
- 你踏進瀑布，瀑布流經你、洗淨你。
- 你感應到那光流經你的頭部和頭腦周圍，向下經過頸部和雙肩及雙臂，向下流經心臟，流經你的太陽神經叢和各個內臟，再向下流入你的臀部和大腿及小腿。在它傾瀉流經你的過程中，你正在被提純淨化。
- 你走出來，踏進美麗的山谷，一隻微微發光的白色獨角獸安靜的站著等待你，準備好要為你提供關於你的靈魂能量的信息。

- 注意那隻獨角獸的光之犄角是什麼顏色。
- 那隻獨角獸接近你，祂發出一陣閃耀的光，澆灌在你身上，然後祂低下頭，友善的迎接你。
- 你仔細檢視祂的雙眼。雙眼是某種顏色或多種顏色呢？它們反映什麼給你呢？那裡有沒有給你的訊息？
- 在你的獨角獸的輝煌氣場中站立片刻。
- 感謝你的獨角獸，看著祂消失在遠方。

第8章 獨角獸與孩童的特殊連結

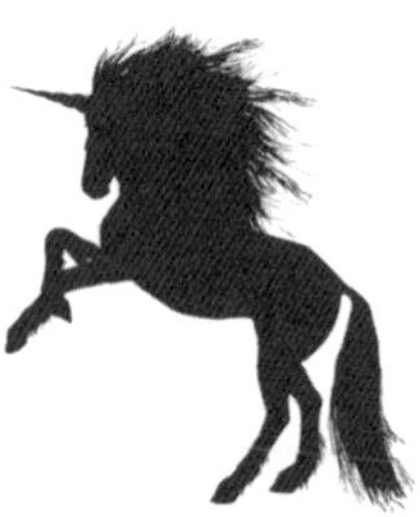

獨角獸與孩童有一種特殊的連結，尤其是嬰兒，因為嬰兒們仍然攜帶著「本源」能量的純淨本質，這為獨角獸創造出一種自然而然的吸引力。

嬰兒還看得見靈體，你可以留意嬰兒笑，同時眼睛跟隨著某個遠處的光，這往往是以「靈」呈現的某位摯愛，不然就是天使或獨角獸。

現在許多孩子要求舉辦獨角獸派對。我記得有個小女孩，她下定決心要辦個獨角獸派對。派對上會有獨角獸蛋糕、獨角獸帽子乃至獨角獸遊戲。我覺得這將是一個特別受到祝福的生日，而且當我第二天見到她的時候，她閃閃發光。她說這是她舉辦過最讚的派對。當然是最讚的，因為獨角獸曾經在場，榮耀了她的生日，也提升了現場的頻率。

生日是非常特殊的時間。蓋亞夫人（Lady Gaia）是大大照亮地球的天使，她親自邀請我們化身在地球上，於是我們小心翼翼的選擇了出生的日子，以便可以逮到適當的宇宙氣流，踏上我們命中注定的道路。每年生日當天，天使們在我們的上方唱歌。如果我們連結到獨角獸，祂們也會將親切的祝福澆灌在我們身上。

現在出生的許多孩子都是已開悟的孩子，他們經過特殊的準備，要帶領我們的行星進入新的黃金時代。在這些孩子化身為人之前，獨角獸便已經與這些靈魂連結了，在這些靈魂誕生時，獨角獸也一直在場。難怪獨角獸生日派對對這些孩子來說是如此的特別。

孩子們看得見獨角獸

蘇珊娜來自葡萄牙，但是與伴侶和兩個男孩一起住在英國。她用電子郵件傳給我一則精彩的故事：

二〇一三年九月，我們從費利克斯托（Felixstowe）搬到索爾茲伯里（Salisbury）。我們搬家之後不久的一天，當時四歲的兒子抬頭仰望天空，好像在尋找著什麼。我問怎麼一回事，他答道：「媽咪，我看不見那些有翅膀而且額頭上有犄角的馬馬。」我問他，那麼說是什麼意思。他的答覆是：「媽咪，我們在費利克斯托的時候，有好多在飛的馬馬，可是在這裡，我看不到祂們。我想念祂們。」

我從不曾跟兒子談過獨角獸，真的很驚訝他居然知道祂們是什麼，因為當時，我們在商店裡是看不見獨角獸的，不像今天這樣。我一直以為獨角獸是孩子們的幻想，但是在兒子告訴我那些事之後，我開始相信獨角獸是真實的。

兒子現在八歲。弟弟出生時，他五歲，當時他說：「媽，你知道嬰兒能夠看見天使和仙女嗎？我再也看不見祂們了。我想念祂們。」

我請求蘇珊娜同意我使用她兒子的故事，蘇珊娜跟她兒子提及，她兒子說，我也可以用他的本名。他的名字叫亞歷山大．阿爾維斯（Alexandre Alves），真是個特殊又有天賦的孩子。

蘇珊娜寫信給我之後幾個月，我在線上與蘇珊娜和亞歷山大交談，對發著光的亞歷山大印象非常深刻。他不記得獨角獸了，但是回想起見過天使。他母親跟我說了些不可思議的故事，都跟亞歷山大有關。

亞歷山大五歲時的某一天，他問道：「媽，你還記得我選你的時候嗎？我選了你，你選了爸，而爸誰都沒選。」

另一次，亞歷山大在哭，因為他母親會比他先離世。蘇珊娜安慰他，說他們會永遠在一起。隔天在超市裡，亞歷山大尖聲著說：「媽，你騙我。這是我們在一起的最後一輩子，因為在這輩子結束的時候，我會上升一個層級。」

一夜，上床睡覺前，亞歷山大突然宣布：「媽，你知道你有一個寶寶在等你嗎？他會在這裡、在英國出生，但是他需要有一個葡萄牙名字。他的名字叫奇科喔。」奇科（Chico）是弗蘭西斯科（Francisco）的簡稱，那顯然是一個他們從來不曾提過的名字。這個家庭中沒有人叫奇科，而且當時，亞歷山大認識的少數葡萄牙單字一直都是他的父母親教他的。然而他卻知道尚未懷胎的弟弟的葡萄牙名字。兩年後，弗蘭西斯科誕生了。

蘇珊娜分享了亞歷山大曾經告訴她的其他故事，包括亞歷山大的前世以及其他世界的經驗，難怪我可以感應到獨角獸在亞歷山大身邊。

孩子們得到獨角獸的幫助

獨角獸喜愛孩子的純真，尤其是設法自助的孩子。如果你知道某個孩子正在遭受折磨或者就是不快樂，不妨請獨角獸幫忙，因為魔法可能會發生。

來自阿根廷的洛雷娜．德爾．庫埃多（Lorena del Cueto）告訴我，她的小女兒梅麗在學校遇到困難，因為被霸凌，他們已經與學校的老師們談過了，但是不知道該怎麼處理這事，因此相當無助，所以梅麗領悟到，她必須自己做點什麼。她決定，要把每一天都當作彷彿是一個新的開始。她的父母親幫助她變得更堅強，同時也讓他們自己強大起來。

然後這孩子在學校與一位朋友一起度過了另一個艱難的日子。她哭得很厲害，洛雷娜與另一個女孩的父母商談，設法解決問題。

當天晚上，梅麗做了一個夢：「媽，我做了一個奇妙的夢。一隻美麗的白色獨角獸來到我身邊，我騎上祂，我們一起飛行，拯救了世界。然後我們回來，我們擁抱，然後那隻獨角獸離開。」

梅麗真的很開心，洛雷娜也為她開心。她確定她的女兒被保護著，而且對她來說，一切都會好轉。她寫道：「那麼純淨的能量接觸到一個真正需要它的孩子，實在是美麗的祝福。實在是太美了，太神奇了！而且是一則來自天堂的美妙訊息。」她開始研究獨角獸能量，告訴梅麗相關信息。這個孩子當時真的很快樂，而且充滿希望，這為她的學校生活造就了真正的不同。

洛雷娜補充：「梅麗的夢想發生在到處都有獨角獸T恤、長袖運動衫、文件夾、鉛筆盒、床單，枕頭、茶杯、眼鏡等等之前。」

當一隻獨角獸在夢中來到你身邊時，祂在靈魂層次觸動你，改變你的人生。

召來獨角獸的祝福

有人請求我去拜訪一位坐著輪椅、嚴重殘疾的女孩。她與天使們保持聯繫，而且最近看到了獨角獸。雖然她不會說話，但是可以靠指出屏幕上的字母或圖片溝通。她一定已經培養起難以置信的耐心，才能以這種方式傳達自己的想法和需求。藉由這個方式，我們交談了幾個小時，我領悟到她是非常特殊的靈魂。當她表示她最大的渴望是服務他人時，我深受感動。我向她解釋了什麼是獨角獸祝福，她很高興，因為她領悟到，傳送獨角獸祝福是她可以幫助別人的做法。她確確實實的散發了喜悅。離開時，我感到謙卑然而卻是振奮的。

所以，獨角獸祝福是什麼呢？祝福是恩典的行為，在行為中，你將由衷的愛、光和對方需要的特質傳送給另外一個人。在獨角獸祝福中，你召來獨角獸，請求祂們以當事人需要的任何能量觸碰當事人。舉例來說，如果你打算去見一位非常悲傷的人，你會召來獨角獸，請求祂們用快樂祝福這個人。然後你會想像這個人是快樂的。如果看見無家可歸的人，你會請求獨角獸在恩典之下幫助這個人找到理想的住所。如果遇見寂寞的人，你會請求獨角獸觸動這個人的心，用友誼祝福他。

當我為某人召來獨角獸祝福的時候，我曾經如實的看見且感應到純淨的白光劃過人世間，觸動這個人。

以下是可以幫助孩童的獨角獸觀想。你可以為自己的孩子、你認識的某個孩子或是幾百個孩子，完成這趟獨角獸觀想。

如果你有孩子，甚至可以請他們加入你，一同踏上這個旅程。

練習 8

幫助孩童

- 找到一個你可以安靜下來、不受干擾的地方。
- 如果可以，將雙腳平放在地板上，想像你雙腳底下的銀色「地球之星」（Earth

Star）脈輪使你穩固的扎根接地。

- 聚焦在你的呼吸，直至你感應到自己放鬆下來為止。
- 然後想像你自己在某個宜人的夜晚，坐在美麗寧靜的白色湖岸上。
- 與你同在的是你正聚焦關注的一或多個孩子，大家都期待的注視著美麗的月亮升起。
- 從夜空中，你看見奇妙且微微發光的白色獨角獸出現，每一個孩子都有一隻獨角獸，你也有一隻。
- 你們全都開心的迎接自己的獨角獸，發現自己騎在獨角獸的背上，覺得安全然而又充滿期待。
- 每一個孩子都在心裡向自己的獨角獸解釋心中想要的東西。這事發生時，你守住這股能量。
- 獨角獸飛走，帶著每一個人穿越星空，來到一座群山環繞的美麗高原。
- 在這裡，一切快樂而和平。
- 孩子們從獨角獸的背上下來，獨角獸帶領孩子們來到一座長滿深藍色花朵的花園中，獨角獸從自己的犄角將深藍色的光傾瀉在祂們照顧的孩子身上，形成保護罩，罩住孩子。注意孩子們現在看起來多麼自信和安全。

- 然後大家走到一座粉紅色花園，在這裡，獨角獸用愛觸動孩子們的心，看見孩子們的眼睛變得盈滿愛與信任。
- 最後，大家走到一座橙色花園，在這裡，獨角獸讓孩子們沐浴在奇妙、快樂的橙色光之中，看見孩子們笑得很開心。
- 最後，孩子們再次爬上獨角獸的背。
- 當祂們平穩、和緩、和平的滑行穿越宇宙時，孩子們在獨角獸的背上睡著了。
- 當孩子們睡著的時候，獨角獸魔法發生在他們身上。
- 獨角獸飄回到湖泊上空，輕輕降落在白色沙地上，而孩子們醒了過來。
- 孩子們從獨角獸的背上下來，感謝獨角獸，然後向獨角獸們揮手道別。
- 睜開眼睛，知道神奇的事已經發生了，可以幫助那些孩子們。

連結孩子們與獨角獸

每次你談論獨角獸的時候，都是在讓獨角獸更靠近你和你的孩子，但是還有許多其他方法可以讓孩子們與獨角獸連結。

製作水晶陣

有一天，我與不常見面的兩個孫子一起玩，因為她們住得有點遠。兩個小女孩請求我跟她們一起製作水晶陣（cyrstal grid），所以當然，我很高興。她們熱愛水晶，而且開心的花了許多年時間流連在水晶店裡，時常選擇水晶作為送人的禮物。

那天我問她們，為什麼想要製作水晶陣，而當時七歲的塔莉婭立即宣布，她想要製作水晶陣，那可以幫助她更接近她的獨角獸。她開始繞著屋子和花園走，尋找白色水晶與鵝卵石，以及一塊彩色的布，可以將水晶與卵石布置在上頭。她還找來一款獨角獸小吊墜和一根白色羽毛。然後她開開心心的製作了螺旋形水晶陣，讓她能夠與她的獨角獸連結得更密切。

幾個月後，我再次見到塔莉婭，問她水晶陣是否幫助她更了解她的獨角獸。她向我保證，說水晶陣的確有幫助。

在本書後續，我會分享更多關於水晶陣的信息。

沙中的圖案

在我看來，任何年齡的孩子，甚至是青少年，都很喜歡在沙灘上用鵝卵石製作圖案。這些圖案事實上就是水晶陣。你可能會喜歡建議孩子們請求獨角獸將祂們的光傾瀉在圖案上，為那些形狀增添能量。孩子們可以想像一柱光從水晶陣向上通達各個天界，然後可以為自己召來祝福或特質，或是將那些祝福或特質傳送給其他人。

你可以在草坪上或任何地方製作圖案。雖然白色鵝卵石或水晶很理想，但是你也可以使用冷杉球果或任何天然的東西。意圖是製作水晶陣時最重要的元素。

透石膏棒是魔法棒

凱蒂是醫療專業人員，除了自己的小小孩們（他們每一個都很了解自己的獨角獸），當然不會跟許多人談論獨角獸。大部分的夜晚，她的小女孩都騎著自己的獨角獸。她的兒子說，他的透石膏棒（selenite wand）是他與獨角獸的連結，他把透石膏棒放在枕頭底下，陪他一起入眠。

如果你的孩子想要與獨角獸連結，何不找一根透石膏棒陪他們一起睡覺呢？透石膏棒確實是魔法棒，許多孩子喜愛用透石膏棒觸碰樹木、鮮花、動物、昆蟲乃至人們，為自己許下美麗的心願。

獨角獸捉人遊戲

在這個遊戲中，一個孩子是獨角獸，必須設法逮到另一個孩子。當獨角獸這麼做的時候，祂伸出雙手，將獨角獸祝福或心願送給祂逮到的孩子。

練習 9

製作獨角獸棚

將一塊桌布（最好是白色的）鋪在桌子上。桌子底下是你的獨角獸棚，孩子可以在這裡照顧他們的獨角獸。

孩子該如何對待獨角獸呢？這裡有幾則建議：

- 召請獨角獸。
- 餵食、給水、照料獨角獸。
- 為獨角獸命名。
- 為每一隻獨角獸繪製和裝飾一塊名牌。
- 與獨角獸交談，好好聆聽獨角獸有什麼話要說。

這可能看似遊戲，但卻是讓孩子們與獨角獸連結，以及了解獨角獸的好方法。經常玩這個遊戲，孩子們的天上守護神將會一直陪伴著他們。

練習10

打造獨角獸花園

如果你可以騰出一小塊花園，你和你的孩子可能喜歡把它變成一座獨角獸花園。建造這座花園時，最重要的是你的意圖。它是獻給你的獨角獸的祭品，因此首先將空間清理乾淨，讓它整齊而清潔。

然後怎麼辦呢？以下有幾則建議：

- 收集幾顆大石頭或小石塊，將它們漆成白色，這麼做既好玩又有效果。
- 收集來自大自然的任何東西。如果你喜歡繪畫，就收集小樹枝，把樹枝漆成白色，栽種好。你也可以收集冷杉球果，做法相同。
- 獨角獸喜愛微光，所以要撒些閃耀發光的東西喔。
- 找到一只碗，將碗壓入土壤中，然後將碗裡注滿水。
- 種一些花。
- 添加裝飾品、玩具或感覺適合的任何東西。

好好享受你的花園，邀請獨角獸在那裡與你共享。

在盤子上或碗裡建造微型獨角獸花園

同樣的原則也適用於當你在一塊土地上建造花園時，最重要的是你的意圖。所以，找到一只乾淨的盤子或碗，在裡面建造你的微型花園。然後你可能喜歡：

- 在盤子上放置一些苔蘚或綠色植物或其他材料，作為花園的基座。
- 收集小小的鵝卵石、水晶或石頭。想到某種特質，然後握住一顆鵝卵石，請求你的獨角獸用那份特質祝福這顆鵝卵石。
- 小心翼翼的將那些石頭放進你的花園裡，你可能喜歡用它們鋪設一條小路。
- 找到一只小碗，注滿水，或是用一只袖珍型鏡子代表池塘。
- 將小花或樹葉置於花園中（記得摘下花或樹葉之前要先開口請求准許）。
- 加些小小的模型人或動物，只要是可以為花園帶來生氣的東西。
- 當你對你的微型花園感到滿意時，就邀請獨角獸進入。

練習12

製作自己的獨角獸卡片

- 如果有可能，找一些厚紙，如果找不到硬紙，用普通紙也行。
- 將紙切成小小的正方形。
- 在每一張正方形紙上畫一隻獨角獸。不必畫成藝術作品，簡單畫個獨角獸頭加桿狀身體也行。
- 然後想好一則訊息或某種特質，例如快樂或憐憫，接著寫在卡片上。
- 請求獨角獸用祂們的光觸碰卡片。
- 帶著愛將這些卡片送給人們，你正在用獨角獸能量祝福接收者。

練習13

對著獨角獸水晶許願

水晶持有能量和意圖，孩子們喜愛水晶。

- 找到一塊白水晶（clear quartz）或透石膏棒。

- 充滿愛意的將它握在手中，然後祈請獨角獸。
- 許下你的心願，請求獨角獸，如果心願符合至善，請准許它成真。

＊＊＊

請注意，你不必是小孩或不必有孩子，也可以快活的完成上述任何一項。

第9章

獨角獸與動物

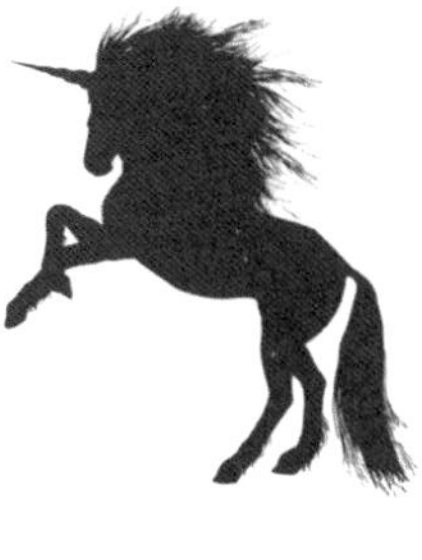

動物是右腦導向的，所以牠們頭腦清醒，也因此擁有純淨的心智體（mental body）。因為這樣的純真，獨角獸對牠們有愛，喜歡親近牠們。

荷莉發電子郵件給我，說到幾隻被遺棄在公園附近的小貓：

> 我變得非常喜歡那些小貓，時常檢查牠們。有些小貓非常友善，很喜歡別人的撫摸和關注。我兩個星期沒有見到牠們了，然後一對夫婦表示，有一隻長毛虎斑貓顯然有難，待在一叢多刺的灌木底下。我立即認出那隻小貓，看得出來她準備離世了。我必須做些安排，但是天黑後，我才回來打亮車頭燈找她。那隻小貓已經不在多刺的灌木叢底下，但是另一位自願幫忙的人在附近找到她。我帶她去看獸醫，獸醫和藹地接受了她，

協助她離世。我給她取名叫葛蕾絲，然後很難過地回家。

隔天早晨醒來時，我看見一隻獨角獸將葛蕾絲推出多刺、令人疼痛的尖銳樹枝底下，推到我們發現她的那個角落。我相信某隻獨角獸想要我知道，她曾經協助過我。這個動作是令人驚歎的，因為如此，我才能夠找回葛蕾絲，輕而易舉地將她抱起來，不傷害到我自己或驚嚇到她。我非常感恩這隻獨角獸的幫忙和協助。

我認為荷莉的故事實在是令人驚歎啊！那隻獨角獸不僅幫助了那隻貓咪，之後還讓荷莉看見祂是如何幫忙的。

幾週後，荷莉再次發電子郵件給我，這次是說，獨角獸偶爾與她餵食的那些流浪貓一起出現。其中一隻是黑白色的賓士貓，叫做賓果。不幸的是，賓果去世了，而荷莉為此非常傷心。後來荷莉看見她的獨角獸將賓果從牠死亡的地方舉起，進入光之中。荷莉相信，賓果在去世之後，得到了獨角獸的愛與關懷。

荷莉還試圖拯救一隻橙色和白色相間的大型緬因貓，叫做凱琳，這隻貓決定掙脫籠子並逃跑。不幸的是，荷莉找不到牠在哪裡，但荷莉的獨角獸來找她，微笑著，讓她看見凱琳跑進光之中。於是荷莉知道，一切平安無事。

無論我們的印象多麼清晰，乃至我們的知曉多麼明確，從另一個來源得到確認總是令人愉快的。荷莉解釋，她一位親愛的朋友好幾年前去世了，他對貓咪也一直不遺餘力，而荷莉曾經看見這位朋友以「靈」的形式開心的向她揮手，而且確認那隻獨角獸曾經讓她看到的畫面。

動物源自於許多不同的恆星和行星，而且與和牠們源自於同一行星或恆星系統的靈魂有連結。舉例而言，在亞特蘭提斯的黃金年代，看見貓咪和兔子在一起親密交流，被認為是非常自然的事，因為牠們都來自獵戶座（Orion）。

馬兒與來自天狼星的獨角獸有特殊的連繫，所以你可能會看見一隻空靈的白馬與朋友們一起奔馳。此外，愛馬和照料馬的人與獨角獸能量是有鏈接的。

許多人知道，我的狗維納斯是「名」犬。牠是帕帕傑克蝴蝶犬（Papajack–Papillon）與傑克羅素（Jack Russell）混血。牠是一隻毛茸茸的漂亮小白狗，但牠的內心和靈魂卻是小獵犬。牠忠誠、聰明、令人愉快，而且可愛得不得了。對我來說，牠是五公斤純淨的愛與喜悅。缺點是，牠有時候會猛地拉扯我手中長長的狗繩，然後迅速跑開，拖曳著狗繩。接著變成與灌木叢糾纏不清，而我為了拯救牠，耗費許多時間穿梭在刺藤和蕁麻之間。

牠事實上顯然致力於幫助我開發耐心，因為我時常不得不等牠經歷過狩獵探險後回來，搖著尾巴，洋洋得意，而且完全不思悔改。我學到了血淚的教訓，深知當人們告訴我，他們家的花園是完全防狗的時候，這不見得意謂著他們的花園防得了維納斯。牠可以像老鼠一樣把自己攤平，或是擠過很小的破洞。每次牠不見了，我都召喚動物天使大天使費利耶（Angangel Fhelyai）照顧牠，把牠安全的帶回來，只要這麼做是基於至善。然後我放輕鬆，信任牠會得到照顧，儘管有時候我覺得，我太常請求大天使費利耶，要求祂太多了。

有一天，就跟小獵犬主人常做的一樣，我寬容的等待著維納斯重新出現，其時，我看見一幅圖像，一隻獨角獸追著她，把牠追回我身邊。果然，幾秒鐘後，就看見這個無賴跑回來了。第二天，當牠不可避免的再次消失時，我召喚大天使費利耶照顧牠。一會兒過後，我請求一隻獨角獸將她朝我這邊推。牠出現了，好像變魔術一樣。現在，每當我認為牠離開過久時，我就召喚獨角獸。我不斷學習新的方法，讓這些宏偉的存有可以幫助我們。

獨角獸熱愛大自然的和平與寧靜。一天早晨，我在小溪旁一處安靜的地方遛狗，同時觀想著「揚升火焰」（Ascension Flames）帶著能量向下，穿越樹林，進入大地。然後我停下來，聆聽一棵悲傷的橡樹說話，這棵橡樹覺得負擔過重，因為現在幾乎沒幾棵橡樹可以分擔它們的工作。突然間，我的小維納斯汪汪叫，讓我注意到一隻純白色的松鼠在我頭頂上方的樹枝上。牠實在太漂亮了，令我十分著迷。我盯著牠看，直到牠跳離我的視線為止。看見一隻白松鼠感覺像是某種獎勵，我確信牠的出現是因為獨角獸。

所有動物似乎都為我們帶來一則訊息。松鼠告訴我們，總有解決問題的辦法，因此，如果有問題而且解決不了，就要繼續嘗試。那天我看見純白松鼠的事實意謂著：「從某個更高的視角正視問題，答案就會出現。」所以當我回到家的時候，我安靜的坐著，請求獨角獸幫助我從更高、更廣的觀點看見一切。不一會兒，我做出了重要的新決定，決定要搬家。

幫助動物

如果你想要幫助動物，有許多方法可以請求獨角獸協助你。你可以養一隻需要一些療癒的寵物；或是與你相近的某種生物，可能正在嘗試完成非常重要的服務工作，但卻完全得不到人類的讚賞。立即浮現腦海的是獾，因為牠們一直在為這個世界帶來平衡，而且好幾世紀以來，在無人感謝牠們的努力的情況下，一直在努力蛻變地球範圍內的負面性。

你也可以請求獨角獸用光澆灌某個特定的物種，例如大猩猩之類瀕臨絕種的動物，牠們亟需幫助。

練習 14

請求獨角獸幫助寵物

- 找到一個你可以安靜下來、不受干擾的地方。
- 閉上眼睛，觀想一隻你的或別人的寵物，輕輕的撫摸牠。
- 牠需要什麼呢？
- 祈請某隻獨角獸，看見祂或感應到祂在熊熊燃燒的白色火光中到來。
- 請求祂以最好的方法幫助這隻生物。
- 覺察到來自這隻獨角獸的純淨白光清洗著這隻動物。
- 感謝這隻獨角獸，信任療癒已然發生。

練習 15

請求獨角獸幫忙需要救助的動物

- 找到一個你可以安靜下來、不受干擾的地方。
- 知道無論什麼動物來到你身邊，你都是絕對安全的。
- 閉上眼睛，召喚某隻需要幫助的動物來到你身邊，或者只是允許一隻這樣的動物出現在你的內在視界。
- 溫和的告訴牠，你正在請求獨角獸以必要的方法幫助牠。
- 感應到這隻生物理解且心懷感激。
- 祈請某隻獨角獸，覺察到祂在一陣白色閃光中到來。
- 獨角獸用祂的光之犄角觸碰那隻動物，將一連串的鑽石能量傾瀉在牠身上、注入牠體內。
- 這隻獨角獸或那隻動物可能有訊息給你，所以花點時間好好聆聽。
- 感謝獨角獸，信任祂已經造就了不同。

第10章

獨角獸與數字的力量

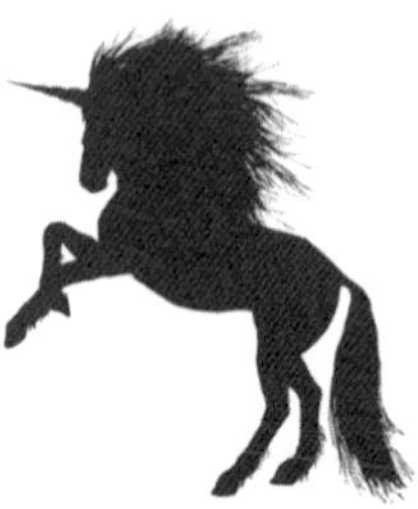

宇宙中有許多威力強大的能量池，只要你召請它們，它們便隨時準備好幫助你。「聖雄」（**Mahatma**）能量、大天使光束（**Archangel Rays**）、揚升火焰就是能量池的實例。此外，在某個宇宙層次，每一個數字都形成一座九維能量池。在數字的真正宇宙形式裡，它們全都具有非常強大的影響。當它們逐步降低能量，觸及大部分的我們時，它們的衝擊力已經被大大稀釋了。儘管如此，即使呈現虛弱的形式，它們的振動還是可以觸動和影響我們。

這些年來，儘管我不是靈數學家，還是時常談論數字。直到撰寫本章，有獨角獸引導，我才真正且確實的理解到，數字對我們的影響有多大。

隨著數字鐘錶的到來，數字變得愈來愈重要。數字與智慧合參，就是一種高階靈性理解的工具。調頻進入數字可以加速你的靈性成長。然而，當你將獨角獸能量新增至某個數字的宇宙振動時，結果是被放大的，進而可以改變人生。

生命歷程數字

你出生之前，在探討內在層面的出生前諮詢會上，你的靈魂選擇你今生的出生時刻。這是至關重要的，因為這個時刻為你設定了你的生命歷程，而且在那之後，你不著痕跡的受到生命歷程數字的影響。當你的獨角獸將祂的光新增至那個數字時，祂就帶你深入了解那個數字的振動，提升那個數字對你的人生的正面效應。

找到你的生命歷程數字

你出生的年分、月分、日期的個別數字相加，就可以得出大大照亮你的生命歷程的數字。

舉例來說，1970年7月29日等於是2＋9＋7＋1＋9＋7＋0＝35。再將35簡化成個位數，3＋5＝8。凡是出生在這一天的人，都受到數字8的影響。

數字1的振動

數字1的特質是獨立、個人主義、獨一無二、動力和野心。如果你是不因循守舊的，或是擁有許多想要在市場上銷售的絕佳點子，或是你善於發起專案或挑起運動，1就是你的數字，它使你能夠聚焦和關注你的願景。

這個數字的另外一面可能是，你過於聚焦在你的目標，以致沒有建立支援系統，因此可能會感到單獨或被孤立。或者，你可能會變得獨裁或專橫。

數字1幫助你成為第一名、上司、領導人、決策者、有勇氣的人。你是驅動器，你的能量和力道推動每一個人前進。這也表示，你隨時有新的開始。這是男性的數字。

當你的獨角獸將祂的光新增至數字1的時候，
祂用女性能量平衡數字1的男性影響。
這並不會稀釋數字1的特殊品質。

然而，祂確實緩解了
一個人有時候引發的無所節制。

數字2的振動

數字2的特質是合作、支援、平衡、敏感性、夥伴關係。

在數字2的影響下，你是熱愛和諧的和平使者，但你也是有彈性的，可以靠自己的力量站穩。如果你圓滑、機智、謹慎、和平、細心，那麼你可能會成為王位背後和諧的支柱、顧問或無價力量，支持著比較盛氣凌人的某人。

2是女性的數字，擁有神聖女性的撫慰、慈愛、脆弱、關懷、創造、浪漫的能量。然而，太過敏感往往意謂著容易受傷。

當你的獨角獸將祂的光新增至數字2的時候，
祂使你能夠在生命中找到更多的平安與和諧。
祂增強創造力和藝術能力，

運用喜悅和「本源」之愛提升這個數字的頻率。
祂提高你的領袖魅力。

數字3的振動

3是樂觀、熱情、擴展、推動的數字。如果你啟發他人且使人們感覺良好，你就是與數字3振動。3有時被稱為「陽光數字」，因為與3共鳴的人往往內在是快樂、放鬆、舒適的，這是溝通交流以及有能力公開且自信的表達自己的數字。

這個振動的缺點是容易操控、專制或過於散漫。

當你的獨角獸將祂的光新增至數字3的時候，
3的振動可以增強你的創造力、藝術能力、溝通技巧。
祂可以擴展你的人生，
為你帶來意外發現和喜樂。

數字4的振動

4是穩定性、實用性、可靠性的振動。如果你想要建立堅實的基礎，用誠實不斷積累，以有秩序、有條理的方法，那麼4就是可以召請的數字。如果你的專案需要你是詳細的、有系統的、精確的，請聚焦在數字4。

跟所有數字一樣，4也有缺點。4是「正方形」，它可能是死板的，那意謂著它喜歡習慣和儀式。如果你覺得你就是這樣，那就改變一下吧。

當你的獨角獸將祂的光新增至數字4的時候，
就形成非常強健而穩定的基礎。
你可以得到你可能需要用來建立堅實、
可靠的成功的一切人事物，
然而你仍然可以是靈活有彈性的。

數字5的振動

5具有動態的振動，它用一種追求自由和探險的渴望，以及為此全力以赴的勇氣觸動你。如果你希望成為強而有力的發起人或是有說服力的銷售人員，請沐浴在這個數字裡。它將會幫助你思維敏捷。如果你喜歡實驗和探索，又很容易被世俗所惱，因此你有好幾個專案同時進行，那麼你正被數字5影響著。

數字5的缺點是，渴望立竿見影，往往容易感到無聊或分心。

當你的獨角獸將祂的光新增至數字5的時候，
你可能會體驗到如脫韁野馬般的成功和好運。
你的計畫和專案可能是令人興奮且繁榮昌盛的，
因為你的內心和靈魂是專注投入的。

數字6的振動

6是愛家之人、母親和父親能量的振動，它為任何情境帶來負責、承諾、慈愛的父親或母親的所有特質。因此，6攜帶著關懷、同情、保護、培育的能量。它懷著慈悲和同理心看待事物。

數字6影響你成為家庭和社群導向，它使你成為優秀的老師、療癒師或負責照護的人。你為所做的任何事帶來藝術和創造的能量。

這個數字的缺點是，你可能太過自我犧牲且不求聞達，以至於你被認定為或可能傾向於就是要拯救他人。

當你的獨角獸將祂的光新增至數字6的時候，
你便成為你的家庭或社群的中心，
且以創意的表達找到靈魂的充實滿意。
與此同時，
你維持著良好的自我價值感。

數字7的振動

7是靈性的數字，它鼓勵你透過沉思和靜心追求真理。7是知識分子的數字，是帶來智慧和新理念的人。

這個數字的影響力也可能導致你縮回自己裡面，好讓你可以思考、聚焦、分析、嘗試理解人生。

這個數字的缺點是，你可能會變成隱士氣息太重或過於只顧自己。

當你的獨角獸將祂的光新增至數字7的時候，
祂照亮你的內在世界，
因此，你安靜的反思，
為你帶來深度的滿足和靈魂的平安。

數字8的振動

8代表均衡，它的影響帶來物質和靈性之間的平衡。這是一個強健的數字，用強大的野心、遠大的夢想、龐大的計畫觸動你。如果你是領導者或經理人，8將會賦予你完成你的專案，或願景的自信、毅力、決心，因為你是目標導向的。為此，你理解金錢的能量如何運作。因為你胸襟開闊、你了解別人、很容易寬恕罪過。這意謂著，與你合作的人都站在你這邊。

這個數字的缺點是，你可能會賭掉你的金錢或機會。

當你的獨角獸將祂的光新增至數字8的時候，祂使你成為有遠見或成功的商界領袖。

數字9的振動

9是理想主義者、人道主義者、慈善家的數字。如果你是情操高尚的政治家、律師、作家、哲學家或天才，那麼這個數字影響你做出巨大的努力，給予你一切，不求回報。你的眼界超越窄狹的地方性，可以照料世界，為世界付出。

這個數字也用創造和藝術的能量，正向的影響建築師、庭園設計師、創作者和設計師。它幫助人們和情境融洽共處，可以被好好治癒。

這個數字的缺點是，你可能是冷漠的，有優越感。

當你的獨角獸將祂的光新增至數字9的時候，祂鼓勵你為人類的利益工作或創造。

與獨角獸一起沐浴在數字池中

你可以請求你的獨角獸照亮每一個數字振動的宇宙池，然後帶你沐浴在那座數字池之中。這麼做可以用那個數字的最高品質照亮你，在你的人生留下重大的印象。

在這趟觀想期間，你的獨角獸將會帶領你沐浴在你的生命歷程數字的振動之中。如果你有另一個偏愛的數字，也可以選擇體驗一下。

練習16

與你的獨角獸一起進入你的生命歷程數字

- 找到一個你可以安靜下來、不受干擾的地方。
- 閉上眼睛，從你的雙腳自根部發送出去，進入蓋亞夫人的心臟，藉此讓自己接地。
- 你坐在平靜的海洋邊，在滿月的月光底下，天空一大片閃爍的星星。
- 呼吸，讓自己進入一個深度放鬆的空間。
- 柔和的海浪在你的雙腳邊拍打著，而你永遠可以從海水上方看見。
- 覺察到一道發亮的白光，就像遠方一顆閃閃發光的鑽石，隨著距離愈來愈近，它變得愈來愈大。
- 終於，你的獨角獸站在你面前，海浪柔和地潑濺在祂的蹄子上。
- 伸出手與祂連結，感謝祂來到你身邊。
- 告訴祂，你想要進入你那偉大的宇宙生命歷程數字的振動，說出那個數字。
- 你的獨角獸立即用光輝燦爛的純淨白光圈住你。
- 你坐在祂的背上，祂如夢似幻地載著你飄蕩，穿越宇宙。
- 你看見前方有一顆難以想像的巨大光球，脈動著，發著微光，將能量的手指伸向你，它是什麼顏色呢？

- 在你的白光防護膜裡，你的獨角獸與你一同飄浮，進入正在振動的你的生命歷程數字池的中心。
- 你知道，那個數字正基於至善影響著你。它不著痕跡的針對你的能量中心下工夫，以便啟動你的地球旅程的最大可能性。
- 放鬆並臣服。在這個高頻空間中，你是超越時間的。
- 終於，你的獨角獸與你一起退出這個宇宙之光，與你一起沿著銀白色的滑行流回到你們開始的起點。
- 感謝你的獨角獸，然後給自己一些時間，充分吸收你已經領受的一切。

＊ ＊ ＊

數字不只影響你的生命歷程。透過那台偉大的宇宙電腦的運作，舉例來說，你被一棟房子吸引了，因為你已經在能量上吸引了這棟房子的數字。人們選擇重要的日子，例如，結婚日、建築物落成的日子、開業日，或是舉行某個特殊研討會的日期，因為那個日期的數字具有宇宙的影響力。人們可能已經有意識的理解了這點，但是如果數字看似隨機，那麼那個數字也一定是同樣適用且同等有效的。沒有什麼是偶然的。

有些數字比其他數字對你的生命歷程具有更強大的影響，這些數字叫做「大師數字」（master number）。

大師數字

大師數字是11、22、33、44（其他的大師數字55、66、77、88、99，不影響出生在當代的任何人的生命歷程）。

舉例：

- 出生日期：2015年11月1日。1+1+1+2+0+1+5=11
- 出生日期：2016年12月28日。2+8+1+2+2+0+1+6=22
- 出生日期：1952年9月7日。7+9+1+9+5+2=33
- 出生日期：1979年9月9日。9+9+1+9+7+9=44

大師數字如何影響你的生命歷程：

- 11是心靈或直覺的數字，它影響敏感的人且照亮清晰的通道。當你的獨角獸將光新增至數字11的時候，祂為你帶來領袖魅力，方便你追求靈性洞見和真理，幫助自己和世界。
- 22是強而有力的建築大師數字。當你的獨角獸將光新增至數字22的時候，祂幫助你顯化自己的夢想，尤其是那些有益於人類的夢想。
- 33是基督意識的振動。當你的獨角獸將光新增至數字33的時候，祂帶來「合一」。
- 44是亞特蘭提斯黃金年代的振動。當你的獨角獸將光新增至數字44的時候，祂帶回那段時間的純淨，且大大加速你與地球的揚升。你開始憶起自己的天賦和才華。

大師數字擁有非常高階的頻率，有時很難處理它們的影響。假使情況如此，你可以將11縮減成1＋1＝2，22縮減成2＋2＝4，33縮減成3＋3＝6，44縮減成4＋4＝8。

獨角獸透過大師數字指引

獨角獸往往透過數字（尤其是大師數字），吸引你注意祂們的臨在。祂們也透過數字引導你，如下：

● 11。成為大師且對你已經創造出來的東西負起責任。
● 11：11。在更高階的層次重新開始。
● 22。開始朝著你的願景努力，將願景建立在堅實的基礎上。
● 22：22。現在該是採取行動的時候了。
● 33。確保你是帶著無條件的愛行動。
● 33：33。讓自己沉浸在基督之光中。
● 44。活在第五次元裡，與一切生命形式和諧相處，你在亞特蘭提斯的黃金年代就是這麼做的。
● 44：44。從金黃璀璨的亞特蘭提斯帶回你的天賦。
● 55。大天使麥達昶（Archangel Metatron）正在幫助你踏上你的揚升之路。
● 55：55。超越你的挑戰，調頻進入大天使麥達昶，尋求協助。
● 66。憶起你比你在地球上的小小人格浩瀚許多。
● 66：66。你是宇宙的存有。
● 77。以你的高我的身分活著，隨時調頻對準天使、獨角獸、揚升大師的界域。

- 77：77。用開悟的雙眼看見。
- 88。與你的「我是臨在」（I AM Presence）或「單子」（你從上帝那裡得到的原始神性火花）連結。
- 88：88。活出你的最高潛能。
- 99。以揚升大師的身分活著。
- 99：99。你已經學會了地球的功課。

在執行這個觀想之前，請先決定你想要進入哪一個大師數字，好讓那個數字的振動可以大大影響和提升你的生命。

練習 17

與你的獨角獸一起
進入某個大師數字的振動

➤ 找到一個你可以安靜下來、不受干擾的地方。
➤ 看見你自己坐在坡度和緩的山坡上，俯瞰著一座美麗的山谷，注意眼前的風景。

- 你安全、舒適、放鬆，在心裡召喚著你的獨角獸。
- 祂在莊嚴、微微閃爍的光中到來，從祂的犄角將一道鑽石光傾瀉在你身上。
- 告訴你的獨角獸，你想要沐浴在哪一個大師數字的振動中。
- 騎上你的獨角獸，祂帶你乘坐非常快速的揚升電梯向上，來到宇宙的更高次元。
- 你走出電梯，你的大師數字的高頻宇宙池就在你面前。
- 當你進入池中，你的獨角獸用多面的光照亮你，幫助你吸收那些振動。
- 你如夢似幻的飄浮在池中，思考著你現在可以取得的最高階品質、能量或機會。
- 在神性的恰當時機，你離開宇宙池，與你摯愛的獨角獸一起回到你們開始的起點。
- 注意眼前的風景是否在哪方面改變了。它擴展了嗎？它更加五彩繽紛嗎？有更多的樹木或動物嗎？假使情況如此，就表示某種改變已經開始發生。
- 感謝你的獨角獸，睜開眼睛。

＊ ＊ ＊

在這次觀想過後，好好決定你該怎麼做，才能增強那個大師數字在你日常生活中的影響力。

你可能喜歡在入睡之前完成這趟觀想，好讓這個數字的能量可以在一夜之間便與你互動。你可以選擇為自己建立某個程序，好讓你在不同的時間與所有數字或大師數字互動。

第11章

透過模型、雕像、玩具與獨角獸連結

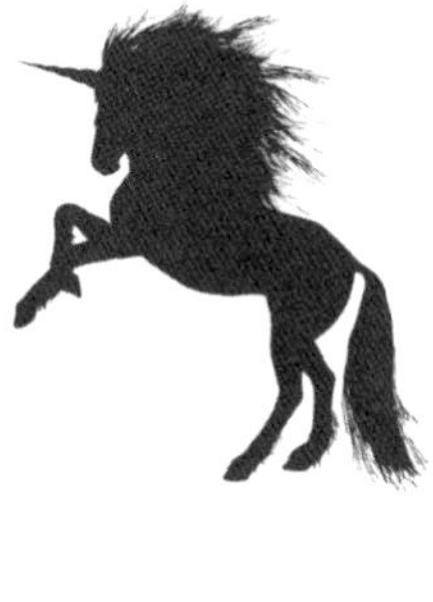

當你擁有你喜愛且珍藏的獨角獸模型時，它不只是無生命的物體，更是你的獨角獸與你連結的焦點。

艾莉諾告訴我這則非凡的故事：

她在家中的花園裡有一間小型工作室，她在那裡療癒，解讀神諭卡，與天使、獨角獸、揚升大師們一起靈修。她的工作室裡有一張玻璃圓桌，桌上有美麗的白色獨角獸，以及好幾副天使卡和神諭卡。有一天，她決定請一位人稱「史蒂芬」的靈媒為她解讀。她以前從不曾與史蒂芬接觸過，史蒂芬對她一無所知，但是她一坐下來，史蒂芬便立即調頻進入她，然後說道：「我現在看見一間房間，裡頭盡是揚升大師、天使和其他的光之存有。你家裡有某個神聖的空間嗎?玻璃桌上有許多副神諭卡。」然後史蒂芬暫停了一下,沉默了片刻,才繼續說道:「我通靈了好長一段時間,而現在發生的事卻是以前從來沒有發生過的。一隻白色獨角獸進了那個房間,正在展現祂自己。一隻純白色的獨角獸吔!那東西與你共鳴嗎?」艾莉諾回答說,是的。史蒂芬繼續說道:「祂現在俯伏著,希望你知道,祂會接受你已經給祂取好的名字。」

艾莉諾一直叫她家玻璃桌上的那隻模型獨角獸「畢達哥拉斯」,簡稱「畢」,而且那天早晨,她才問過畢是否滿意祂的名字。現在她領悟到,這也是她真正的個人獨角獸的名字,而且非常高興她的獨角獸喜歡她給祂取的名字。這次解讀對她來說是一次重大的確認,幫助她知道她的獨角獸陪伴著她。

天使、仙女、龍、動物,和鳥類的模型、雕像和玩具,全都是那些存有的靈與我們連結的焦點。我記得拜訪過一位非常喜歡貓頭鷹的老太太,她有一尊宏偉的貓頭鷹模型,她極其疼愛的供在她的咖啡桌上。她會跟那隻貓頭鷹聊天,而且與祂有真正的連結。有一天,她問我,想不想跟她的貓頭鷹聊聊。我很尷尬,說道:「當然想。」接著便透過心靈感應詢問那隻鳥有什麼想要告訴我。令我訝異的是,貓頭鷹告訴我,老太太有個女兒。因為知道老太太從來沒有結過婚，那個訊息在她那一代是相當重大的，所以我震撼不已，不太知道該怎麼辦。我試探性的詢問她，是否曾經有過小孩。她毫不客氣的否認了，所以我以為我搞錯了。幾年後，我遇見了她的女兒。我其實不知道她的貓頭鷹為什麼向我提供那則信息，但是祂肯定教會了我神聖雕像的力量。

我們知道，靈也可以居住在水晶裡，而下述來自葛兒妲．威德邁爾（Gerda Widmaier）的故事指出，祂們也可以居住在某些玩具之中。

一天，葛兒妲步行回家，經過一家服飾店，決定走進去，但是一進到店裡，她不知道自己為什麼在那裡。她寫道：

我看到一件衣服，於是帶著衣服去了更衣室，但是衣服不合身，我也不是真的喜歡。我推開更衣室的簾子，看見眼前有好幾貨架的玩具。我正要走過去，突然瞥見一隻獨角獸漂亮的毛絨頭隱藏在角落裡。我看見它，笑了，然後彎下腰，把它從角落裡拿出來。那是一隻美妙討喜的白色獨角獸。我把它按在心口，問它想不想跟我一起回家。它回答「想」。整個回家的路上，我感到快樂而滿足。它至今仍舊給我一種難以形容的滿足感，它已經成為我的保護者兼好朋友。

一夜，我抱著我的獨角獸睡覺，夢見兩隻極其純淨的白色獨角獸朝我而來。祂們好美，而我有一種無比的真實感，我問祂們是否願意告訴我祂們的名字，祂們說：「法比歐（Fabio）和芙蘿拉（Flora）。」我感到欣喜若狂。幾天後，一隻飛馬在夢中來到我跟前，說祂的名字叫克拉拉（Clara）。從那時候開始，我便與祂們每一個真正的連繫在一起。祂們具有極其強大的能量，而我感覺到，每天夜裡睡覺時，我都被祂們圈住。祂們將我包裹在安全和保障之中。

瑪莉格參加了我的一個靜修營，跟我講述了她與獨角獸的連結。她的十二歲兒子曾經與一個團體一起度假，而當瑪莉格聆聽他們全都唱著一首獨角獸歌曲時，她感覺自己接收到了獨角獸能量。幾天後，她必須去科隆銷售一些珠寶。珠寶商店面的隔壁是一家花店，而在花店門前的人行道上有一隻巨大的白色獨角獸。瑪莉格對它十分著迷，著迷到走進了花店裡。她在店裡發現店家有一些小小的獨角獸模型，於是不由自主地買了一隻。

事後，她決定做一次靜心冥想，與她個人的獨角獸連結。在那次靜心冥想期間，她請求知道獨角獸的名字，得到的答案是「潔岱」（Jedai）。她對這個答案非常惱火，因為她從來沒有聽過這個名字，也不知道怎麼拼。因此，她又靜心冥想了好幾次，請求知道她的獨角獸的名字。終於，她得到了「傑羅德」（Gerald）這個名字。起初，這事令她困惑，直到她領悟到有兩隻獨角獸在她身邊。每一隻獨角獸擁有不同的能量，因為潔岱是女性，而傑羅德是男性。

幾週後，她決定問問看是否真的有兩隻獨角獸在她身邊，或者祂們是同一隻獨角獸的不同面向。這一次更令她困惑了，她得到的名字是「鄧肯」（Duncan）。這可是第三個名字啊！此外，鄧肯是棕色的。當她靜心冥想時，她開始召喚「潔岱－傑羅德－鄧肯」。

那天早上，在她告訴我這則故事之前，我推動了一場雙人練習。當學員們一起攜手合作時，瑪莉格的搭檔並不知道這則故事，然而卻對她說，有三隻獨角獸在她身邊。一隻是男性，一隻是女性，還有一隻是小獨角獸。她覺得祂們是她的家人，而知道這點對她來說實在很重要。

許多人在那次練習中報告了強而有力的體驗。以下是普麗蒂與她的搭檔希娜發生的事。普麗蒂看見她的獨角獸是閃耀的純淨白光，祂是普麗蒂非常熟悉的獨角獸，她說祂的名字叫瑪雅（Maya）。她看見四隻獨角獸在希娜身邊，另一隻在希娜的上方。希娜也看見且感覺到有四隻獨角獸在她身邊，另一隻在她上方。她們倆都感覺到心輪有股巨大的熱浪。我很愛人們看見或感覺到同樣的東西，因為那讓人有像這樣證實的機會。的確，普麗蒂後來告訴我，得到證實正是她的感受。

以下就是這個練習，你需要一個搭檔一起合作。

練習 18

接收獨角獸的祝福

在這個練習中，你和你的搭檔輪流為對方提供一句獨角獸祝福。

- 分享一下，你們倆個別希望接收到什麼樣的靈魂祝福。靈魂祝福是將會使你的靈魂心滿意足的東西。
- 站在你的搭檔面前，聚焦在對方雙腳底下的地球之星脈輪。感應這個脈輪有多大？它是什麼顏色？它的各間密室是否敞開著？
- 召請來大天使聖德芬（Angangel Sandalphon），觸動並點燃你的搭檔的地球之星脈輪。
- 彎下腰，以一顆圈住對方的氣泡（聖德芬氣泡），實質的將對方的地球之星能量往上帶。這開啟對方的五維脈輪，使得五維脈輪保持敞開一會。

- 祈請獨角獸。感覺一隻獨角獸正觸碰著你的心輪，然後舉起雙手，直至雙手感覺充滿獨角獸能量為止。
- 然後用雙手觸碰你的搭檔的心輪，讓獨角獸能量流進對方的心輪。
- 這情況發生時，請對方接收他們想要的祝福。
- 好好接收任何印象。
- 當你完成時，往後站，與你的搭檔保持距離，用雙手在你與搭檔之間做出切割的動作，切斷可能因此交換的任何能量。
- 分享一下你們兩人的體驗。

第12章

夢中的獨角獸

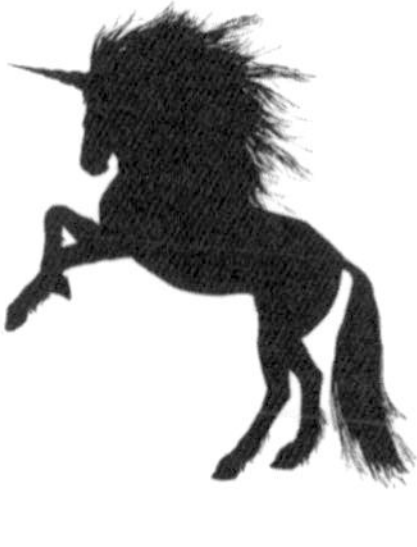

我的朋友蘿絲瑪麗・史蒂芬森（Rosemary Stephenson）告訴我，她有一個保存在自己臥室裡的獨角獸頭像模型。她解釋，這個頭像具有令人難以置信的能量，當人們來到她家中參加工作坊時，她會將那個頭像放在他們活動的房間裡。她說，學員們總是感覺到那股能量，然後對它發表意見。

一夜，在她得到獨角獸頭像六個月之後，那個頭像開始移動。理所當然地，這引起她的注意。然後頭像以心靈感應的方式對她說了三遍：「我的名字叫彌迦（Micah）。」它繼續說道：「我和你在一起已經有一段時間了，可是你一直沒有調頻進入我。」

蘿絲瑪麗立即調頻進入祂，領悟到祂正在幫忙蘿絲瑪麗保持高階振動。

然後她恍然大悟。幾年前，她和姪女一起在農場上住了一段時間，姪女有一匹棕褐色的馬，叫做「聖靈」（Spirit）。牠是一匹駿馬，像阿拉伯種馬，但是非常神經質，因為年輕時曾經被虐待過。事實上，牠因為人們而緊張有壓力，所以絕不靠近人。但是當蘿絲瑪麗第一次見到牠的時候，他們盯著對方看，彼此在靈魂層次是認識的。牠立即走到蘿絲瑪麗身邊，把頭靠在蘿絲瑪麗的頭上。蘿絲瑪麗告訴我，每次他們見到對方，聖靈都還是那麼做。

離開農場後，她夢見聖靈來找她。但是雖然牠還是棕褐色的，卻有一根白色的犄角，而且還有白色的光環環繞。牠對她說：「我的名字叫彌迦。」

她回應道：「可是你是聖靈啊！」

祂回答：「聖靈是我在塵世間的名字，但是在靈的世界，我是彌迦。」然後祂變成白色。

我們生活在一個奇妙而神祕的宇宙裡。

獨角獸確實在夢中提供信息。珍妮佛・西米斯-拉波斯（Jennifer Simis-Rapos）寫信給我，說她的獨角獸在夢中讓她看見了我將會製作一支獨角獸紀錄片，將會撰寫另一本關於獨角獸的著作。祂讓她看見我對這事的想法，讓她看見我感到興奮雀躍（這點千真萬確！），還說獨角獸們對此也是興奮雀躍的。她還看見了一位將會幫我拍攝影片的好男人。

在她做了上述這個夢一年後，我在某場Zoom雲端視訊工作坊期間提到，我正在製作一支獨角獸紀錄片以及正在撰寫這本書。她在那個時候聯繫我。當我收到她的電子郵件時，我已經與紀錄片製作人迪倫談過話，但是還沒有見到他。一週後，迪倫來到我家，當他下車時，我有一種「啊哈！」的頓悟感，而且知道這將是一次很好的工作連結。迪倫的確是個好人。

珍妮佛繼續說道：「你在Zoom雲端視訊工作坊提到這點之後，我夢見你正在製作美麗的生日蛋糕。蛋糕頂端有獨角獸，而你問我要不要來一塊。我說：『要！』我還看見了另外一個生日蛋糕，不過它還沒有製作完成。」

多麼美妙啊！還有更多東西會出現。

當獨角獸進入我們的夢境時，魔法和療癒可能會發生。莎拉發來的電子郵件說，她向來與獨角獸親近，祂們不時會相當顯眼但優雅的來到她的夢境。

她解釋：

好多年來，我飽受月經量過多之苦，而且由於凝血障礙，無法服用藥物以及採用藥物治療來緩解病症。除了做子宮切除術，唯一的選項就是將蜜蕊娜環（Mirena coil）置入子宮內，幫助減少經血流量。我不願意這麼做，因為不想要自己體內有外來異物。然而，我束手無策了，而且因為知道許多女性體內有蜜蕊娜環也過得很好，我同意插入蜜蕊娜環。不幸的是，事後我體驗到許多疼痛，還被感染，害我病得很嚴重，即使當時服用了很強劑量的抗生素。

一夜，我上床時不但疼痛而且發著燒。一會兒之後，我記得自己半睡半醒，還是略微暈眩，但是足以覺察到我的皮膚刺痛，而且有那種我在飛行的體受感。我感覺到自己被安全的運送著，在一隻獨角獸具保護作用的雙翼底下高速前進。保護我的雙翼的羽毛是最純淨的白色，略帶藍色。那隻正在飛行的獨角獸用心靈感應告訴我：「我們要去列穆里亞。」我感覺到被完全的照顧著，儘管旅途中，風一直颳著我的臉。那就好像我們超越了時間和空間，我感到十分安全，足以重新入眠。

第二天早晨一醒來，我確切的記得發生了什麼事。我以前從不曾有意識的聽說過列穆里亞。我聽說過亞特蘭提斯，但是沒有聽過列穆里亞。我研究了列穆里亞，據我所知，許多療癒曾經發生在列穆里亞，而且獨角獸與列穆里亞曾經有過非常密切的連結。

接下來幾週，我的健康開始改善，我很強烈的感受到被引導和被照料。我並沒有立即取下蜜蕊娜環，但是我知道，我接收到的療癒足以改善我的整體健康。我非常非常感謝那隻有翼獨角獸。

實在很有趣，莎拉居然在睡覺時得到了屬靈的知識以及難以置信的體驗。的確，列穆里亞是亞特蘭提斯之前的黃金年代。那裡的存有是乙太體，不是物質的，而且他們步調一致，一股巨大的療癒力在宇宙各處移動，觸及需要智慧和光明的地方。他們特別熱愛地球和大自然。在二十六萬多年前，他們就知道在二〇一二年到二〇三二年的二十年間，人類將會需要他們的幫忙，才能為新的黃金時代做好準備，所以他們創造了令人驚歎的列穆里亞療癒水晶，為的是照亮個人和這顆星球。

關於獨角獸的夢，可以確實的讓你醒悟到你的道路。當普莉蒂與我分享以下夢境時，她告訴我，好長一段時間，她都太害怕了，不敢正視來到她身邊的存有。這種情況時常發生，因為人們無意識的感應到某個高階振動。然後，當他們真正看見時，一切就會轉化。

這是普莉蒂告訴我的故事：

我曾經有一個反覆出現的夢，夢中，我時常在夜裡被捆綁起來扛著。我太害怕了，不敢正視是誰扛著我，也不知道為什麼我那麼害怕。一夜，熟悉的夢境開始了，我告訴自己，我要看看那個人是誰。我這麼做了，然後很驚訝，居然是一隻獨角獸，一隻微微發光的白色獨角獸。直到那一刻，我才知道獨角獸是真實的。我以為祂們是虛構的生物。

從我正視且看見那隻獨角獸的那一刻開始，我就完全清醒了。我知道祂進入我的夢境是為了喚醒我。然後我可以跨上祂，騎著祂。我不知道祂要帶我去哪裡，直至我們抵達一間美美的裝飾了聖誕飾品的新房子。我不認識這棟房子，因為那是一個全新的地方。我不知道那是哪裡，但它是一個神奇的地方，而我知道，那隻獨角獸要帶我去那裡，讓我看見我未來的人生。

有趣的是，普莉蒂在她的人生中有一個看似棘手的問題待解決。她與我分享了這點，而我提醒她，如果她提升自己的頻率，一切都可以改變，而我請求獨角獸基於至善幫助她。幾天後，她寄了一封電子郵件給我，說那個魔法已經發生了，已經找到了解決方案。

獨角獸提升你的頻率，使你的頻率高於問題的頻率，問題因此解決。

莎拉分享了一則獨角獸夢境如何幫助她消除分歧。莎拉和一位朋友因工作問題起了爭執。莎拉試圖解決這個問題，但是她的朋友不想和她說話。氣氛非常緊張，欠缺溝通大大影響了工作的流暢進行，也影響了身邊的團隊。

幾天後，莎拉上床睡覺，對目前的處境感到灰心。那一夜，她做了一個栩栩如生的夢，夢見獨角獸。其實，祂是半人半獨角獸：上半身是有著濃密長毛髮的男子，下半身則是獨角獸。祂是橙色的，而她的朋友正騎著這隻獨角獸。獨角獸在她的工作場所外面停了下來，讓她的朋友下來，走進去上班。朋友提著一只籃子。然後獨角獸轉頭看著莎拉，這時莎拉也正要走進工作場所，而她知道，獨角獸正默默的與她溝通，說祂正在幫忙。

第二天，莎拉上班時，她朋友仍然不願意好好談談。不過，她的確打了招呼，也寒暄了幾句。此外，她提著一只裝有幾塊蛋糕的籃子分享，包括其中一塊給莎拉。瞬間，那情景令她想起了半人半獨角獸載著她的朋友和朋友的籃子去上班的夢。

那次之後，在莎拉和她的朋友之間，事情開始有轉寰，儘管她們並沒有談論那個引起爭議的問題。久而久之，她們倆也開始放下那件事，而十四年後，莎拉非常重視這個事實：她們是非常要好的朋友。

莎拉補充，她以前從來不曾在夢中見過半人半獨角獸，更不用說還是橙色的。橙色是溫暖和友誼的色彩。莎拉說，雖然看見半人半獨角獸很不尋常，但那卻是一次十分神奇的體驗，而且她覺得，那個半人半獨角獸根本代表愛、和平與決心。

多麼清晰且實用的夢境訊息啊，告訴人們，獨角獸正在幫忙解決問題。

練習 19

召喚獨角獸進入你的夢

如果你希望獨角獸出現在你的夢境中，真正有幫助的做法是，白天多想想祂們，讓自己善於接收祂們的能量。然後，當你上床睡覺時，記得：

- 在床邊放一杯水。
- 雙手置於水杯上方，說出來或心裡想著：「我祝福你，我召喚獨角獸進入我的夢。」然後喝掉這杯水。
- 將便條紙和筆放在床邊。
- 放輕鬆，肯定的表明你一定會記得你的獨角獸夢境。
- 閉上眼睛，舒適的呼吸。
- 觀想一隻純白色的獨角獸在你面前。

- 然後讓自己沉沉入睡。
- 當你醒來時，設法記住你曾經做過的任何夢，盡可能把夢境寫下來。
- 特別記下你接收到的任何訊息。
- 每次那麼做，你幾乎一定會回想起愈來愈多的內容，這將會使你愈來愈接近你的獨角獸。

第13章
靜心時的獨角獸

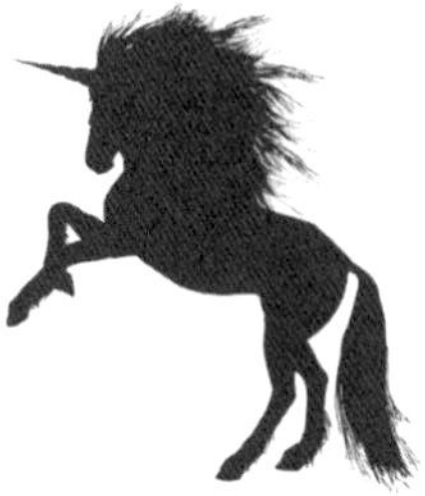

當你靜心時，你的右腦敞開，接收其他次元。當你處在這樣的狀態時，要觸及更高階的靈界就容易許多，這是觀想為什麼那麼強而有力的原因。

艾莉卡．朗登（Erica Longden）與我分享了以下的故事：

我一直很喜歡馬，小時候，我幾乎把每一秒鐘都花在陪伴馬兒們。我的家境並不富裕，所以我提議在當地馬術學校的馬場裡打工，賺錢上騎術課。也難怪獨角獸卡是我的第一副神諭卡。神諭卡是相當神奇的，一旦我開始敞開來迎接獨角獸，一隻非常強大的獨角獸就在靜心時來到我身邊。當我問祂叫什麼名字的時候，瞬間，我非常清楚的聽到：「布西法勒斯」（Bucephalus）。我認出那是亞歷山大大帝的知名愛馬的名字。牠是備受崇敬的，被埋葬在巴基斯坦旁遮普邦傑赫勒姆縣（Jhelum）外的賈拉爾普爾舍利夫（Jalalpur Sharif）。

那匹馬現在已經揚升成為獨角獸，而且只要我召喚祂，祂就會出現。我與祂有十分強健的連結，只是想到祂，我的心便立即敞開。祂是「馬兒之王，獅子的心，如鷹一般的迅捷」。我很榮幸與祂有連結。有時候，祂令我感動流淚。

獨角獸跟布西法勒斯一樣，可以在靜心冥想時以令人讚歎的方式出現。最近讀過《遇見神奇獨角獸》的內森在電子郵件中寫道：

我正在操練我的靈性瑜伽，從靜心冥想的寧靜薄霧中出現了一隻令人印象深刻（原諒我，文字無法捕捉到其中的精髓）、極其強大的獨角獸。可以說，我是肅然起敬的。祂帶著發著光的白色身體、色彩如閃電的犄角、十分優雅的大步朝我走來，將祂的頭靠在我的頭旁邊，我們的頸部就這樣觸碰了。我們在這樣的擁抱中坐下，而祂用祂的存在包裹住我，那是一種不屬於這個世界的狂喜。我需要幾個月，或許是一輩子的時間，才能釐清我在那一刻得到的一切。因為，我後來領悟到，這是我的老師正在彰顯祂的臨在，正在告訴我，指導、功課、艱鉅的任務即將到來，儘管如此，我仍堅定的走在追求今生使命的那條路上。

在那次體驗之後，他繼續靜心冥想，一直有幸在靜心時看見獨角獸。有時候，其中幾隻開心的在彩虹附近和其他壯麗的景象中嬉戲。

他補充說，他以前是步兵軍官、步槍排長、民事官，也擔任過副警長和普拉納（prana，譯註：生命原力）療癒師，但並不常分享這類經驗。

我很感激他分享了這些訊息。

希娜也告訴我，有時候，她感覺到獨角獸在場。有一天，她在靜心冥想，感覺到一個巨大的開口出現在她前方，一道白光從遠方照在她身上。白光愈來愈近。突然間，一隻巨大的獨角獸站在她面前。她說：

當祂以心靈感應的方式要求我騎上祂的時候，我被震懾了。我們愈升愈高，愈升愈高，進入空中，直至來到一座十二維的宮殿。宮殿周圍設置了十二顆寶石，朝每一個方向發出光芒。一頭白獅子出現了，護送我乘著我的獨角獸進入宮殿的中心。在那裡，我

> 非常強烈的感受到那隻獨角獸的臨在和光芒。那是一次非常強而有力的體驗，醒來時，我感覺到自己已經被轉化了。

那隻獅子代表男性能量，而獨角獸代表女性能量。此外，就跟獨角獸一樣，白獅子也攜帶著「基督之光」。它象徵基督意識——純淨、無條件的愛，帶著實力。

以下是布萊恩・提爾曼（Bryan Tilghman）發給我的一則令人難以置信的靜心故事。提爾曼在他的著作之一《桃樂市歡迎新地球》（*Telos Welcoming New Earth*）中分享了這則故事。他告訴我們，桃樂市（Telos）是一座水晶和光構成的城市，位於加州雪士達山（Mount Shasta）中心的深處，而列穆里亞人一直居住在那裡，活在第五次元的更高界域中。我興致勃勃的閱讀這本書，當我第一次造訪大天使加百列（Archangel Gabriel）的乙太靜修區雪士達山的時候，我遇見幾個人，他們告訴我，他們的父母和祖父母曾經談到高䠷、纖細、溫和的列穆里亞人，說他們居住在山區，偶爾出現在附近的鄉間。

靜心冥想時，布萊恩神遊到桃樂市的金字塔，大天使麥可（Angangel Michael）與兩位天使在那裡等待著。他寫道：

大天使麥可告訴我跟祂一起走，祂有東西要給我看。我和祂一起在祂的能量場中行進。祂的臨在很強大，但是很難詮釋行進的速度和距離。我感知到大天使麥可只是將祂的注意力指向某個地點，然後我們就在那裡。轉瞬間，我們停了下來，感覺好像已經走到了那個銀河系的邊緣。在那裡，我們從太空的視角看出去，看著「銀河」。實在是美不勝收，難以描述。

祂問我是否準備好要再次前進，於是光閃了一下，瞬間，我發現自己置身在高高的草叢中，抬頭凝視著一匹非常巨大的白色獨角獸。祂站在離我很近的地方，身後還有好幾隻獨角獸。我張著嘴，不知道該說什麼。祂們以心靈感應溝通交流，而我感知到祂們是非常睿智且和善的存有。那隻獨角獸對我說的第一件事情是：「什麼，你居然認為我們不是真實的？」那裡有不少獨角獸，或許六或七隻，但是其中一隻離我很近。祂低下頭來，所以我可以觸碰到祂的臉，在我看來，祂的模樣非常類似於我們在神話中看見的許多圖像。祂們是相當龐大的，據我感知，到祂們頭頂的高度大約是二．七或三公尺，而且祂們身體強壯，有肌肉。我們在桃樂市區（Fields of Telos）。我可以感應到祂們莫大的愛和智慧，有祂們在場感覺實在很美妙。祂說，祂們再次回來幫助我們。祂祝我有美好的一天，還說我們會再次見面。

我們的內在旅程，確確實實的將我們和宇宙的魔法連結在一起。

以下是艾麗希亞．薩提供的一則非常特殊且有趣的故事，說到她在我的一場線上Zoom雲端視訊療程期間，與一匹飛馬和她的獨角獸一起體驗到一段改變人生的經歷。她寫道：

當我們完成首次與自己的獨角獸連結的靜心冥想時，我與我心愛的獨角獸「惠斯珀」（Whisper）在一起，然後一匹雄壯威武的飛馬來到我身邊。我的獨角獸開始朝祂走去，火花和光芒在我面前閃爍。祂們合而為一，而我知道，我可以取用某個新的頻率。當我詢問那匹飛馬叫什麼名字的時候，祂用心靈感應告訴我，祂的出現是代表「獨角獸的集體能量」，我可以稱祂們為P。祂們會協助我完成我的使命，宣揚教導進階的寬恕程序，那攜帶著基督之光。祂補充道，我的一生一直在為這件事做準備，我準備運用我的教導以身作則。

在那次Zoom雲端視訊療程中的靜心冥想期間，大天使加百列將祂的「白色火焰」（White Flame）帶下來罩住我們，接著是揚升大師瑟若佩斯．貝（Serapis Bey）用「亞特蘭提斯的白色火焰」罩住我們。在這之後，我們沐浴在天狼星的已揚升面向，也就是拉庫美的基督之光光池中。

艾麗希亞補充：

當我沉浸在大天使加百列的「白色火焰」以及瑟若佩斯．貝的「亞特蘭提斯的白色火焰」當中時，我有一種被深度淨化和洗清之感。我感覺到這是必要的，才能在第五、第七、第九維光池中接收基督之光。每一座光池都有不同的振動、色彩和聲音。對我產生深邃影響的是第九維光池。當我沐浴在那種純淨而原始的能量中的時候，我聽見自己聲明：「天主，我只想要祢。」而我所有的世俗欲望在那座光池中消失不見。在那一刻，我知道我已經準備好領受某樣十分美麗的東西。

在那之後，當我抵達獨角獸王國時，發現自己就在獨角獸國王和王后面前，祂們祝福我，為我注入了實現我的靈魂使命所需要攜帶的一切特質。終於，我帶著分配給我的獨角獸集體能量，以及兩隻獨角獸寶寶回到地球，兩隻寶寶將會教導我，如何以最慈愛的方式滋養、平衡、照顧我的身體，如此我才能繼續完成我的靈魂使命。那是一次美妙的療程，而我只是想要與你分享我的一部分旅程。

練習 20

在靜心時與獨角獸連結

- 回顧一下這些人們在靜心冥想期間與獨角獸一起經歷的故事，選擇最能觸動你的一則。
- 閉上眼睛，帶你自己穿越那趟旅程。
- 你可能會依循同樣的路徑，但是可能會發現自己體驗到的經歷完全不一樣。
- 在你的獨角獸日誌中寫下你的經歷。

第14章 大自然中的獨角獸

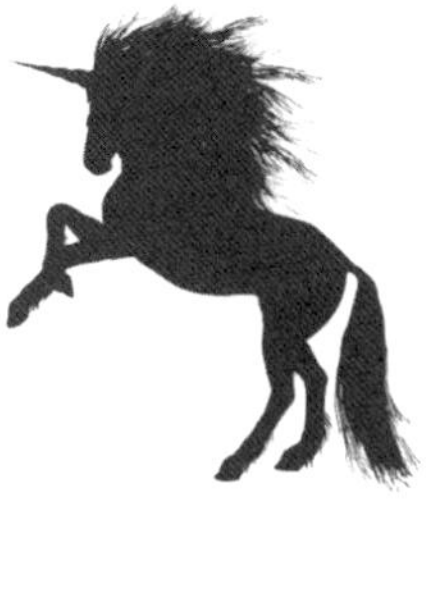

雖然獨角獸通常出現在夢中和靜心時，或是在醒、睡之間那個次元間的帷幕很薄的時期，但是在戶外大自然中頻率高且能量純淨的美麗地點，人們也能看見祂們，因為在這些地方，世界之間的帷幕也很薄。

我想提供一些人們分享過用肉眼看見獨角獸的故事。

蕾奧妮．范．維赫爾（Leonie van Veghel）發了一封精彩的電子郵件給我，說到她第一次遇見獨角獸的經歷。事情發生在前一天，當時她在自家附近的樹林裡。她告訴我，那裡有一個特殊的地方，你可以越過一座小橋，進入童話般的樹林。那裡有兩棵大樹，在入口處兩側各一棵，感覺彷彿它們是看門的守護者。這是非常神聖、奇幻的地方，所以隨著時間的流逝，蕾奧妮對它送出感恩和愛，也帶來了不少供品。

她解釋，前一天早上，她遇見一位朋友，朋友病得很重，卡在無用的老舊模式裡。那次見面後，她感到心碎，因為想要幫忙，但是她的朋友並沒有敞開來接受她傳送過去的愛與光。她唯一可以去的地方，是樹林裡屬於她的那個地點，她與那裡的元素精靈們溝通交流，然後去到那座童話森林。她寫道：

就在那個時間、那個地點，出現了一隻獨角獸。祂正散發著難以形容的白光，那是可以想像最明亮的光。我站在一條小徑上，而那隻獨角獸站在有些距離的樹木之間。祂正在賜予我白色能量，以及帶有彩虹的白色能量。那道彩虹在某方面很重要，它也為我帶來希望。這是一則明確的訊息。我在餘生中一定會記得那隻獨角獸散發出的光的亮度。它確實是無可言喻的。然後，當我騎著自行車離開樹林時，非常特殊的能量從上方傳來，將我沖洗得乾乾淨淨。感覺真的好像是它把我清洗淨化了。我心想，就放手吧，讓它沖洗掉需要被沖洗掉的一切。要允許它淨化你。

蕾奧妮感覺到，這是來自獨角獸的禮物。

然而，獨角獸連結並沒有就此結束。那天稍晚，那隻獨角獸出現在蕾奧妮的客廳裡。

當蕾奧妮坐著、蜷縮在沙發上的時候，那隻獨角獸離她很近，頭貼在蕾奧妮心臟的位置。

她補充道：「然後那隻獨角獸站在客廳裡，傳送白光給我。我非常的敞開，然後我才能在這麼一個脆弱易感的地方接收能量。昨天我們第一次見面，共享了非常特殊的一天。」

邂逅獨角獸是改變人生。

這裡有一則邂逅獨角獸的故事，是艾莎·羅夫（Essa Love）傳送給我的，她透過電子郵件寫道：

> 我是來自德國的能量治療師。很開心也很興奮可以寫信給你，談談我的獨角獸體驗。二〇一八年一月十九日當天，我第一次看見獨角獸。在此之前，我從不曾關注過獨角獸。當時的情況差不多就是這樣。一天，我與一位朋友聊天，想要看看獨角獸是否真正存在。那天晚上，我在客廳點燃一根蠟燭。在靜心之前，我祈禱，如果獨角獸真的存在，但願我可以看見一隻。靜心時，我什麼也沒看見。但是當我睜開眼睛的那一刻，我看見一隻美麗、高䠷、雄偉的白馬閃爍著銀色的白光，離我很近。祂的兩條前腿套著宛如銀色的手鐲。祂似乎不是普通的獨角獸，祂的能量場非常神聖而莊嚴，就像國王一

樣。在祂的力量底下，我感覺到祂非常慈悲。

這次邂逅讓艾莎敞開來接受獨角獸界，在這次之後，她也看見了其他獨角獸，但是她說，這第一隻獨角獸的美與其他獨角獸的美是不一樣的。

大部分愛馬的人不自覺的便連結到獨角獸。凱蒂無疑就是這樣。她解釋，她是騎著小馬長大的，她和她的姊妹們都照顧自己的小馬。小時候，她也與花園裡的仙女朋友和元素精靈們一起玩。她告訴我，英國南部的多塞特（Dorset）郡擁有很強的獨角獸能量。我很高興聽到這個消息，因為就是在那裡，我第一次邂逅獨角獸。

凱蒂還跟我談到她妹妹的馬——沃特，沃特是大型純種馬。顯然，牠非常特殊，有聖體臨在過。牠的頸部還有「先知的指紋」（Prophet's thumbprint）。這是胎記，就跟在馬兒的頸部或胸部發現的凹痕一樣。根據傳說，先知穆罕默德曾經與祂的那群阿拉伯馬一起在沙漠中，馬兒口渴得厲害，然後當牠們來到一處水坑時，先知放牠們自由。牠們跑去喝水，但是還沒有喝到水，先知就叫牠們回來。只有五匹母馬停下腳步，回到先知身邊，沒有先滿足自己的口渴。據說，為了感謝牠們的忠誠與服從，先知將自己的拇指壓進牠們的頸部，藉此祝福這五匹母馬。五匹母馬被人飼養起來，供繁殖用，而像沃特這樣帶有指紋的馬，被認為是這些母馬的後代，而且被認為是幸運的。

凱蒂分享：「沃特屬於我大姊莎拉的，大姊非常愛牠。我十二、三歲時開始騎牠。有一次騎著沃特時，沃特聽見有人吹響狩獵號角，於是載著我狂奔。我們最終撞上一輛鉸接式貨車。我們倆都沒有受傷，但是非常震驚。這次之後不久，我們發現沃特的脊椎有椎骨融合的毛病。針對這個毛病動了手術，但令人傷心的是，手術不成功，必須送牠上西天。」

她向我解釋，那個年頭如何用螺栓和鎯頭讓馬兒安樂死。螺栓被槌入馬兒頭部的位置，正好是獨角獸的犄角的位置，這是凱蒂相信馬兒與獨角獸有著宇宙連結的關鍵。可以理解的是，在沃特被安樂死的時候，莎拉是抱不住牠的。執行安樂死的獸醫原本一直為沃特治療，沃特也非常依戀獸醫。因此凱蒂決定，她會很勇敢的抱住沃特。當沃特被賜死、身體跌落在地上之際，凱蒂看見了她現在認為是沃特的獨角獸本體——五彩繽紛的能量盤旋向下，然後再往回盤旋向上。凱蒂相信，這個本體前來取走沃特的靈魂。

凱蒂又說道：「就是這個時候我意識到，或許許多馬兒與獨角獸有連結，當我們將雙手放在前額頭髮下方的這個神聖區域時，我們可以重新啟動這個連結。」

凱蒂是醫療針灸師，她繼續說道：

我於二〇〇五年成立了我的診所。從那時開始，我搬了三次家，最後一次搬家發生得非常突然。我其實對這事很不高興，因為我已經花了許多錢在前一間診所。我坐在家裡，請求我的天使們、獨角獸、指導靈快快為我找到一個地點。一小時不到，我收到了因騎馬而認識的一位女士捎來的訊息。她告訴我，她丈夫目前在鎮上有一棟漂亮的喬治亞式房子出租，而且那天正準備將這個訊息放到市場上。我立即過去看屋，一進門，我就被獨角獸能量征服了。獨角獸如實的出現在門廳內逆時針旋轉的圓圈裡，唱頌著：「是的。」我清楚的知道，這就是我的診所。房東非常可愛，我們很快達成了協議。

她說，許多人一進這棟建築物，就說他們感覺到美妙的歡迎光臨。一位親愛的朋友走進來，說道：「你知道門廳裡有四、五隻獨角獸嗎？」

當凱蒂聽到那個訊息時，高興得又蹦又跳。那位朋友不是唯一在那裡感覺到獨角獸的人，而凱蒂相信，獨角獸保護著這個地方，也在人們進入和離開這棟建築物時療癒他們。

我經常在臉書現場直播上進行「天使啟發時光」（Angel Inspiration Hour）。有一週，安吉兒分享，一天早晨很早的時候，她在田野間看見了一隻獨角獸：

我搭著計程車，在去倫敦蓋威克（Gatwick）機場的路上。前一天晚上我舉辦工作坊，獨角獸們蒞臨了。計程車司機播放著我喜愛的拜讚歌（bhajan），因此我是處於沉思的狀態。我只是看著窗外，然後在田野間看見一匹小白馬。我心想，那匹小馬獨自在一望無際的田野間做什麼呢？牠低著頭，但是當牠抬起頭時，居然有犄角。我很驚訝，想要停車，但是我們在高速公路上，而司機不太會說英語，所以我只是盯著祂看，直到看不見為止。我永遠不會忘記祂。

讀到安吉兒的故事時，我非常激動。拜讚歌是虔誠的靈性歌曲，我也非常喜愛。在我最神聖的記憶中，有些是在印度與大家一起唱拜讚歌。而獨角獸是無所不在的。當我們置身在對的空間以及帷幕很薄的地方時，就會看見祂們。

第15章
獨角獸靈球體

包括獨角獸在內的天使存有，能夠將祂們的振動降低至第六次元，如此，振動就可以被相機捕捉到。因此，某些科學家曾經得到他們的天使和高階指導靈的啟發，創造了在相稱的振動上操作的數位相機。所以，靈球體（Orb）是天使存有的六維光體，祂們出現在照片中是靈性王國精心策劃的，為我們提供天使界存在的物質證據。

最初，人們嗤之以鼻，將靈球體視為濕氣造成的水滴或相機鏡頭上的灰塵微粒，但是科學家們現在同意，每一顆靈球體當中都有某種能量來源。這與神祕家認為靈球體有某種靈性來源的理解相吻合。

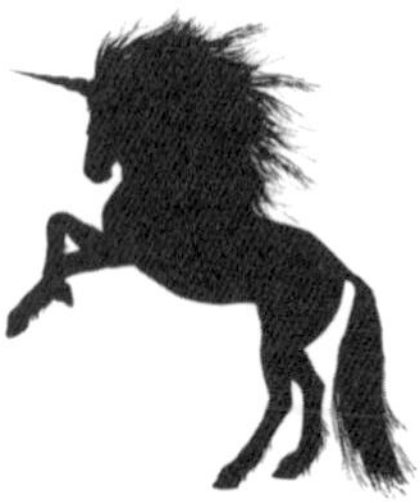

了解靈球體

通常，靈球體相當出奇不意的出現在照片之中。不過，你也可以按照與祈請天使或獨角獸同樣的方式召請靈球體。

有些人特別擅長調頻進入獨角獸，召喚祂們以靈球體的形式出現在照片上。不過，是否在照片中捕捉到獨角獸，則取決於你的能量，因此以下有幾則提示：

- 獨角獸和天使回應敞開的心。所以，你必須是敞開心扉，才能拍到內含靈球體的照片。
- 身為攝影師的你，頻率必須與你召請的存有的頻率相稱。
- 生氣活力與興奮雀躍提升你的頻率。
- 放輕鬆是很重要的。
- 可能出現一顆、幾顆或數百顆靈球體。
- 祂們的形狀和色彩是有意義的。

不同種類的靈球體

我們總是被與我們在不同波長上的靈性存有所包圍，因此多數人是看不見靈性存有的。這些靈性存有包括仙女、元素精靈、天使、往生者的靈、鬼、指導靈、揚升大師，當然還有獨角獸。現在出現在照片中的靈球體那麼多，原因之一是，次元之間的帷幕變得愈來愈薄。

我曾經在照片中看見幾千位天使、大天使和「愛的天使」（Angel of Love）。天使通常是不透明的白色，除非祂們正在積極保護某人，在那種情況下，祂們是透明的。大天使有不同的顏色，而由於純淨的愛而慷慨的陪伴大天使的「愛的天使」則是明亮的白色。

了解獨角獸靈球體

在研究成千上萬顆靈球體的過程中，我學到了哪些是獨角獸，而揚升大師庫彌卡教會我更多關於靈球體的知識。靈球體常被發現與天使們一起和諧的互動，而且顯得比平時更輕盈、更明亮。有時候，祂們是巨大而不透明的，有時候，祂們又是微小而清晰的，而且時常靠近某人。此外，祂們快速前去拯救因負面能量而置身危險中的人們。我記得一顆大天使麥可的靈球體，與某隻獨角獸的靈球體合併，趕著去幫助某人，因為移動得非常迅速，背後留下一道能量流。這樣的能量流，不會出現在提前幾秒鐘按下快門的照片裡。我得知，天使和獨角獸們只花千分之一秒的時間，就可以移動到預定的位置。

我見過幾隻獨角獸一起飄過天空且被捕捉到化為純白色靈球體的驚人照片。某些那樣的獨角獸在遠處，看起來就像是醒目的白色光點。

在獨角獸靠近你的過程中，祂們必須逐步降低自己的能量（因為若不這麼做，祂們的能量對你來說太多了），然後祂們看起來像是柔軟乃至模糊的白色靈球體。如果你注視某顆靈球體，你將會獲得祂們的非凡之光。因為聖誕節期間有一波基督之光流入我們的行星，如果你當時聚焦在某顆獨角獸靈球體，一定會接收到額外下載的獨角獸光。這也是獨角獸探訪個人或家庭的特殊時間。

祈請獨角獸靈球體

以下是一則精彩的故事，說明該如何祈請獨角獸靈球體。艾莎・羅夫寫道：

二〇一八年四月，當我在花園裡靜心時，發生了引人注目且令人驚歎的時刻。我告訴那些獨角獸，我希望祂們出現在我的照片中，然後將相機設定為自動拍攝模式，然後我閉上眼睛，請求獨角獸們到來。當我看著那些照片時，我驚訝的看見祂們的光繞著我旋轉。

艾莎附上一張她在花園裡靜心的照片，被一顆巨大的獨角獸靈球體圈住。實在是難以置信。她又說道：「從那時候開始，獨角獸在我的生命中扮演了非常重要的角色，為我實現了許多心願。舉個例子，我想去埃及學習，但是錢不夠。我請求獨角獸幫我制定旅遊計畫。兩週後，我叔叔來訪，聊天時，我把我的希望告訴他。他問我要花多少錢。當我告訴他時，他立刻說他會協助我籌措資金。我真的很開心。突然間，一隻獨角獸出現在我的腦海裡，我領悟到祂確實幫助了我。獨角獸的純淨高頻，總是為我帶來快樂和保護。祂們也提醒我，要好好照顧我的內在小孩，保持我如孩子般的驚奇感。此刻，當我寫信給你時，我可以感覺到祂們在我身邊，這令我熱淚盈眶。我覺得很幸運，也非常感激祂們的幫助和鼓勵。」

獨角獸能量球

除了祈請獨角獸靈球體，你還可以集中注意力，用雙手製作獨角獸能量球。這時，你正在召喚獨角獸光前來形成純淨的白色球體，因為圓形所能容納的高頻能量多過任何其他形狀。

練習21

製作獨角獸能量球

- 雙手合十，置於身前。
- 祈請你的獨角獸，請求祂將犄角上的光注入你雙手之間的一顆球之中。
- 在獨角獸這麼做的時候，你可能會覺得雙手有麻刺感，或是變得愈來愈溫暖。
- 將那顆球置於你身體任何部位的上方，請求祂提升你的頻率，感覺祂的能量進入你的體內。你也可以將能量傳送給需要獨角獸光觸動的人或地方。
- 感謝你的獨角獸。

練習22

製作獨角獸與大天使能量球

召請大天使的能量與獨角獸光融合，是一種美妙的感覺。你可以按照上述步驟，召請任何一位大天使與獨角獸能量融合成一顆球。

- 當你祈請翡翠綠大天使拉斐爾（Archangel Raphael），與獨角獸一起創造一顆白綠色靈球體的時候，祂具有強大的療癒力。對於敞開來接收靈視力或豐盛來說，祂也具有難以置信的效力。如果你願意，可以將祂傳送給需要的人。
- 好好想想，這樣的影響有多大：創造一顆充滿大天使麥可與獨角獸能量的白藍色靈球體，然後將祂置於你的喉輪，促進更高階的溝通交流，或是提純淨化你心靈感應的力量，你可以將祂傳送給需要勇氣的人或需要保護的地方。
- 嘗試用大天使夏彌爾（Archangel Chamuel）與獨角獸振動，製作一顆白粉色的愛的靈球體。

第16章

獨角獸牌卡解讀

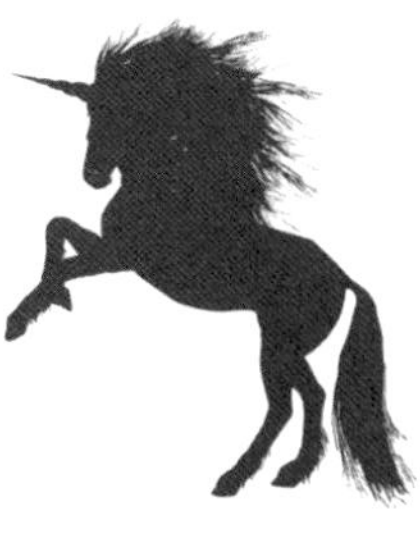

神諭卡解讀非常流行，已經持續了好長一段時間。即使是在亞特蘭提斯的黃金年代，家庭也會一起做塔羅牌解讀。它被認為是一種更了解自己和他人的方式，讓你可以做出明智的決定，造福全體。

獨角獸牌卡是純淨而高頻的，因此它們為你調頻進入你的高我，或是進入你正在解讀的那個人的靈魂，而不是進入欲望體（desire body）。

在等待臉書現場直播或線上Zoom雲端視訊課程開始的時候，我常為人們做牌卡解讀，或是做某種綜合解讀。

艾麗希亞是定期追蹤我的節目的觀眾之一，所以當她要求做獨角獸牌卡解讀時，我將那副牌洗一洗，請求獨角獸為她帶來最適當的訊息。她後來在電子郵件中說道：

你為我選了一張牌……是「獨角獸國王」（King of the Unicorns）。我激動得又蹦又跳，因為在上一堂「獨角獸Zoom雲端視訊」中，你帶領我發現自己置身在獨角獸國王與王后跟前，祂們祝福我，為我注入實現我的靈魂使命所需要的一切特質。

她又說道，在滿月時，她很容易與獨角獸能量連結，而且在那場Zoom雲端視訊之後，她拍攝了一些滿月的照片，但是並沒有細看。她繼續說道：

後來我升起了想在我的手機上尋找那些照片的衝動。當我看見第一張照片時，我決定將照片放大，而那股能量幾乎是令我神魂顛倒。我感覺到獨角獸國王的臨在，莊嚴而雄偉。哇！哇！哇！在那張照片中，月亮完全消失了，獨角獸國王的能量已經接管了。我把照片給小兒子艾曼紐看，他欣喜若狂。他告訴我：「媽，當你恢復自由的時候（當時我在美國是沒有證件的），我們要去倫敦找黛安娜，這樣就可以跟她說謝謝。」

哦，祝福她。我期待有一天能見到她們。讀著那封電子郵件時，我迫不及待的想要好好看看那些令人驚歎的照片附件。在《透過靈球體開悟》（*Enlightenment Through Orbs*）

一書中，有一張被獨角獸能量圈住的滿月照片。揚升大師庫彌卡確認過獨角獸能量是非常巨大的，比月亮大許多，而且當我看著艾麗希亞的照片時，發現艾麗希亞的確說對了：獨角獸國王閃耀的光芒完全吞沒了月亮。

最近有好幾個人跟我說到，在靜心、觀想或做夢時遇見獨角獸國王和王后。誠如祂們的稱號所示，在我們可以連結到的獨角獸當中，祂們是最令人讚歎、頻率最高的。獨角獸國王用威嚴、願景和力量祝福我們，而獨角獸王后提供愛、慈悲、智慧。然後祂們期望我們，帶著尊嚴和我們已經領受的更高特質行動。

所有獨角獸都可以透過獨角獸牌卡祝福我們的希望和夢想，幫助實現希望和夢想。伊麗莎白曾經夢想在異國擁有一處度假莊園。她可以在腦海中描繪她的莊園。不過，那感覺像是幻想，她並不知道那會不會發生。然後有一些額外的現金可以使用，於是她決定在那些義大利湖泊中好好度個假，同時看看當地的房產。

就在那個時候，她去參加倫敦心身靈（London Mind, Body, Spirit）節慶。那一年，黛安娜．庫柏學校有一個攤位，學校有幾位天賦極高的老師自願提供獨角獸牌卡解讀。伊麗莎白要求做一次三張牌解讀。老師問她想要知道什麼，於是伊麗莎白告訴老師，她要去義大利度假，要將這次度假與考察度假公寓結合在一起。她的解讀有繁榮（prosperity）

卡、祝願（wishing well）卡、自由（freedom）卡。解讀師告訴她，什麼都阻擋不了她：她一定會購置一處房產。就這樣，伊麗莎白飛往義大利，看了三處房產。她寫道：

最後那處房產是在一棟建築物中的公寓，不過，它坐擁湖泊和山丘的美景。屋主帶我看看周遭環境。她的墊子跟我的完全一樣。她還有一件人物小雕像，而我家裡也有幾件同樣的東西。我與另一位家庭成員討論了一下，我們決定盡力爭取。我現在擁有這間公寓，在那裡度過了許多快樂的假期。在我的公寓的一面牆上有一幅獨角獸照片。我知道，獨角獸使這個夢想化為現實。我知道祂們運用我做的那次解讀將祝福賜予我，而且牌卡說得沒錯。這處房產座落的道路叫做「群馬路」（Road of the Horses），而且牆上有一幅騎士騎著白馬的圖像。

進行牌卡解讀

許多讀者已經是精通熟練且八成被啟發過的靈性牌卡解讀師，但是對於懷疑自己能力的人們來說，請記住這點：如果你正在閱讀本書，你幾乎一定可以調頻進入獨角獸，做獨角獸牌卡解讀。

準備工作

不管怎樣，在你開始之前，重要的是，好好認識你的獨角獸牌卡，調頻進入它們。先一手握住那副牌，感覺一下。然後仔細看著一張張牌，感應一下每一張牌。

你還需要一塊專用的布料，可以在上面展示你的解讀，也可以用來包裹這副牌。

三張牌解讀

解讀有許多種，最簡單的是一次解讀三張牌。做這類解讀時，你只需要抽三張牌。第一張代表過去，第二張代表現在，第三張代表未來。

練習23

三張牌解讀

- 如果有可能，點燃一根蠟燭，獻給獨角獸牌卡解讀。
- 握住那副牌，調頻進入那副牌。
- 祝福那些牌。簡單幾句話，例如「獨角獸，請基於至善，祝福這些牌」之類即可，不過你可以新增感覺恰當的不管什麼話。
- 詢問你正在解讀的對象是否有任何問題。
- 將所有牌卡展開在那塊專用的布料上，請你正在解讀的對象用非慣用手抽出三張牌。
- 看著第一張牌，你或許希望雙眼不聚焦，接收某個印象，有什麼躍入你眼前呢？你被什麼吸引了？
- 頭腦出現什麼，就說什麼。愈少審查傳來的訊息，你感應到的就愈明確。

第17章

與獨角獸一起服務

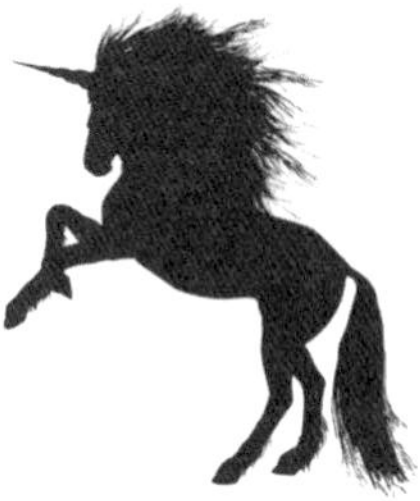

在我的研討會和線上課程中，我們時常做服務工作，而且這是非常受歡迎的，因為所有光工都已經為了協助地球而化身為人。我發現人們尤其喜愛將獨角獸傳送過來幫忙、療癒、照亮這個世界。就跟所有的光之存有一樣，獨角獸總是很高興基於一切的至善完成我們的吩咐。

服務工作使你的光更加明亮

為了使這個世界變成更美好的地方，以下有幾則與獨角獸一起從事服務工作的建議。

練習 24

祈請祝福水

當你用純淨的心請求獨角獸祝福水的時候，此舉將神聖品質與基督之光加入水中。如果你接著將這樣的水倒進溪流、河川、大海乃至下水道，水都會擴散並提升整個地區的能量。如果你可以實際上這麼做，那是很美妙的，但是如果你無法採取實質的做法，那就觀想這個情境正在發生。

- 除了單純請求獨角獸將祂們的光加入水中，你還可以請求獨角獸將某種特定的品質加入水中，例如喜悅或恬靜。然後知道這個品質將會影響人們、動物、樹木，以及被那種水觸碰到的任何東西。
- 感謝獨角獸們。

練習 25

將獨角獸送到需要和平的地方

令人難過的是，世界上還有許多「小我」（ego）衝突得非常厲害，因此人們看不見合一的部分。

- 想到一個這樣的地方。
- 召請獨角獸，數百或數千隻獨角獸可能來到你身邊。
- 想像一座光橋從你的心通到那座城鎮或那個國家。
- 請求獨角獸將和平帶到這個地區。
- 看見獨角獸依照指令，像鑽石簇一樣飛過那座橋。
- 首先，祂們將犄角的光傾瀉在整個地區，讓當地沐浴在和平之中。
- 然後祂們飛下來，用寧靜觸動那裡的孩子們的心。
- 看見這種恬靜的感覺從孩子散播到他們的家人。
- 觀想一蒼穹的和平籠罩那個地區，請求那份和平被錨定在那裡。
- 感謝獨角獸們。

練習26 歡迎嬰兒來到人世間

在亞特蘭提斯的黃金年代，每一個進入化身的靈魂都是被需要、被邀請、受歡迎的。如今情況不再是這樣，因此，許多嬰兒出生時，他們的心是部分乃至完全閉合的。

- 想到某個特定的嬰兒，或是某產科病房，或是出生環境欠佳的嬰兒們。
- 祈請幾百隻獨角獸，感應到祂們聚集在你身邊。
- 敞開你的心，送出粉紅色光束給那些嬰兒們。
- 請求獨角獸們透過這道粉紅色光鏈結到小嬰兒們，用純淨的愛觸動他們的心。
- 送出祈禱，祈求這些嬰兒可以帶著愛、喜樂、幸福展開自己的人生。
- 看見獨角獸們用純淨的白粉色愛的防護膜罩住每一名嬰兒。
- 感謝獨角獸們。

練習 27

幫助感到被誤解的人

全世界有幾百萬人覺得沒有人了解他們。他們覺得自己的動機被質疑，自己的善意被懷疑，而且沒有人真正知道他們是誰或了解他們的感受。整個社群感覺被孤立和被誤解。重歸合一是很重要的，如此，我們才能知道人們的真實本性。我們可以提供幫助的方法之一是，請求獨角獸們觸動人類的心，讓所有的宗教、文化和人們彼此接受，學習相互了解。

- 創造一顆巨大的天使能量球。
- 請求掌管自信和智慧的天使，大天使烏列爾（Archangel Uriel），為能量球注入金色的光。
- 然後請求愛的天使，大天使夏彌爾，加入粉紅色光。
- 看見金色和粉紅色光融合，於是這顆球閃爍著愛與智慧的桃紅色。
- 請求獨角獸將祂們的鑽石白光注入這顆球之中。
- 然後用一顆顆白桃色光球指揮獨角獸們出發進入這個世界。
- 看見祂們將這些愛、和平、合一的光球，放進所有感到被誤解的人們的意識裡。
- 看見祂們以愛和理解讓這個世界團結起來。
- 感謝獨角獸們。

將智慧與光明傳送給所有的學校和教師

假使所有老師都帶著智慧行動和教導，這將會幫助這個世界進化。到處都有孩童和學生渴望得到智者的啟發。大天使約菲爾（Archangel Jophiel）是淡黃色的智慧大天使，當祂與獨角獸合作時，難以置信的事就會發生。

- 祈請獨角獸們與大天使約菲爾。
- 請求祂們融合祂們的光，將那光傾瀉注入全世界老師們的心智裡。
- 看見一道光輝燦爛的黃白光流動著。
- 腦海中浮現學校、學院、大學，或是個別的學生或老師。
- 留神觀察獨角獸與大天使約菲爾祂們的白黃光，填滿你想到的學生或老師們的心智。
- 然後看見那光透過全世界每一個國家的教育機構散播。
- 看見因興趣和想要學習而生氣勃勃的學生們。
- 感謝獨角獸們與大天使約菲爾。

練習 29

創建能量之門且與之合作

能量之門（portal）是可以致力於某個特定用途的高頻空間，它可以是一個出入口，穿過它，天使存有踏入你的家，或是人們和動物安全而優美的越過，不然，它也可以是療癒、愛、喜樂的地方，或是令你印象深刻到足以聚焦專注的任何東西。當你創建能量之門時，需要那股能量或特質的人們的守護天使或獨角獸，一定會趁這些人睡覺期間，帶領他們沐浴在能量之門中。然後魔法就可能會發生。

若要建造能量之門，先要設定你創建能量之門的意圖。當一個團體共同合作，致力於某個共同的焦點時，這是特別有效的。你可以在世界上的任何地方建立能量之門，而且你不需要在能量之門附近。有些能量之門（例如在神聖地方的能量之門）是永遠存在的。其他能量之門可能持續幾個小時或幾天或更長的時間。要設定你希望你的能量之門可以持續活躍的時間。如果你的能量之門是長期的，你可能需要持續為它進行能量加持。

創建獨角獸能量之門

- 決定你想要創建哪一種能量之門。
- 在心裡說道：「我現在基於（說明目的）創建一扇獨角獸能量之門。」
- 祈請獨角獸。
- 觀想光不斷積累。能量之門可以是圓柱狀、火焰狀或任何其他形狀。
- 看見獨角獸將純淨的鑽石白光與你致力的特質，一起傾瀉注入能量之門。
- 你現在已經基於某個更高目的，形成一扇獨角獸能量之門，而獨角獸們正持守著那股能量。
- 感應到或看見人們、動物以及來自宇宙的其他存有，被他們的天使或獨角獸帶過來，沐浴在這扇能量之門中。
- 請求獨角獸們保護這扇能量之門，照顧它。
- 確定你希望你的能量之門在原地保留多久、活躍多久。
- 感謝獨角獸們。

將獨角獸光新增至桌山上方的能量之門

豐盛（abundance）是一種意識狀態，吸引你基於你的最高幸福和至善所需要的一切。南非開普敦（Cape Town）的桌山（Table Mountain）已經是巨大的豐盛之門，正在等待被開啟，好讓豐富的意識可以散播整個非洲，然後散布至整個世界。當你請求獨角獸將祂們的光新增至這個能量之門時，將會幫助這個世界更迅速的變得繁榮和快樂。

- 祈請獨角獸們，感應到幾隻獨角獸來到你身邊。
- 請求祂們將祂們的豐盛之光新增至開普敦桌山上方的能量之門。
- 觀想一道光輝燦爛的彩虹，從你的心輪流到桌山。
- 看見獨角獸們將光傾瀉在桌山上。
- 看見桌山上方一扇金色的門開得更大。
- 讓愈來愈多的金光透過這扇門，流瀉並散布到南非境內的所有人們。
- 看見所有南非人是快樂、繁榮、和平的，而且彼此相互連結。
- 然後仔細看著那光散播到世界各地。
- 感謝獨角獸們。

＊＊＊

你可以用你希望的任何方式，將獨角獸以及祂們的光傳送至地球上乃至宇宙裡的任何地方。以下有幾則建議：

- 將獨角獸光傳送至凡是準備好以五維的靈性方式生活的人們的頭腦裡。
- 傳送獨角獸光，帶來遍及全世界的正直與誠實。
- 將一球獨角獸光傳送至凡是準備好從更高視角看見的人們的眉心輪。
- 將一球獨角獸光傳送至人類的地球之星脈輪，照亮人們的更高潛能的藍圖。
- 傳送獨角獸能量，照亮人們的靈魂天賦，讓人們能夠享受心願成真、靈魂滿意和滿足的人生。
- 創建一扇從地球進入天堂的獨角獸光門，讓卡住的靈魂可以輕而易舉的通過。
- 將獨角獸光注入全體人類的頭腦和內心，讓人們帶著慈愛的關懷對待動物。

第18章 神奇獨角獸的故事

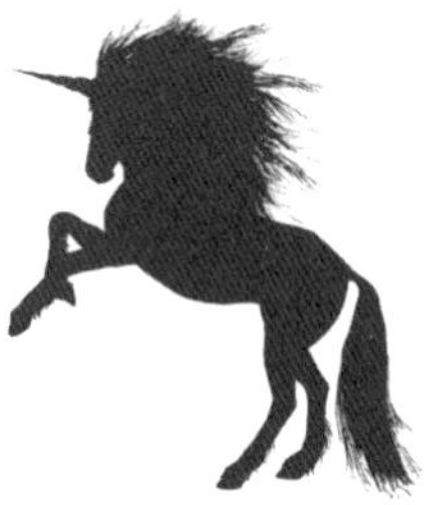

提姆．懷爾德（Tim Whild）是我的老朋友，他是天眼通兼靈媒，在非常高階的頻率上工作，也見過許多獨角獸。我問他這事，他告訴我，他的第一次獨角獸體驗是在二〇一五年春天。

「當時是春分的夜晚。」他說，「我抬頭仰望滿天星斗，當我看見一個巨大的光之十字架出現時，幾乎就像是基督教的十字架，那是星際之門正在開啟。」

星際之門是極高頻能量的出入口，光通過它連結到地球。它提升振動，因此改變各地人們的生命。

提姆繼續說道：「我看見幾十萬隻獨角獸以一道道的光芒傾瀉穿越星際之門，可能有幾百萬隻獨角獸。」

我問他，祂們看起來像什麼，他告訴我：「我把祂們看作是傳統純白色的馬，有光之犄角一道接一道的流過，但是數量眾多，多到我幾乎無法分辨。祂們幾乎是連在一起的。那是令人難以置信的東西，我這輩子都忘不了。」

「祂們為什麼來到地球呢？」

「祂們來幫助這顆行星，要促使個人進入更高階的存在狀態。」

「這是祂們跟你說的嗎？」

「不是，我就是知道。祂們並沒有傳達，我只是親眼見證。」

提姆接著告訴我某個令人讚歎的場合，當時獨角獸確實與他溝通了。「兩年後，我躺在我家起居室的沙發上，從那扇大型上下拉動的窗戶望出去。那是一個暴風雨的夜晚，我看著風在樹木間吹拂。突然間，我的視界充滿無數顆非常明亮的光點。它們並不是普通的燈光——它們十分明亮，就像小小的太陽。祂們對我說話了，以一種正常的聲音，就像我現在說話這樣。祂們自我介紹，說道：『我們是獨角獸。我們現在以非常高階的頻率到來。』祂們告訴我，祂們的振動已經提升了。前一次，祂們是非常純淨而高階的天使形式。然而，現在祂們的頻率甚至更高，祂們就像是飛舞的鑽石。」

那些獨角獸又說：「我們正在利用你的水晶讓自己錨定在這裡。」祂們指的是一塊很美且提姆現在仍舊擁有的列穆里亞水晶。

我問他，這次造訪是否影響了他的人生，他回答：「這是我第一次看見如此難以置信的東西，它改變了我那一整年。突然間，我的道路從平庸轉變到非常高階的頻率。一切都變了。我的工作改變了。我三夜沒睡，因為那些獨角獸們不斷到來。就像是被插上了電源一樣。最後，我請求祂們放慢速度。」

我詢問，那是否影響了他的關係，但是他搖搖頭：「不影響，比較像是，它轉化了我與靈性的關係。那造成了戲劇性的改變，令我大開眼界，看見高階許多的可能性。我非常清楚的看見了人們曾經談論過的事物。」

以下是另一則非凡的獨角獸故事，是柯絲蒂．韋德（Kirsty Wade）告訴我的：

大約三年前，我參加了靈性靜修週末。在其中一次的靜心冥想時段，我突然間遇見了我的獨角獸，祂實在是光輝燦爛啊！我知道祂的名字叫奧里安（Orion），祂之前曾經與我溝通過，但是這次不一樣。在我的腦海中，彷彿一齣電影開始播放，而且我可以清晰明確的看見一切人事物。

突然間，我騎在奧里安的背上，我們飛過宇宙，穿越令人驚歎的恆星和銀河系，那實在是太美妙了。祂帶我去到一個我只能說是如魔法般神奇的地方。似乎是，在我生命中重要的所有靈魂、天使、指導靈、動物靈、光之存有都在那裡。祂們聚集在我身邊，圍成一圈，全都顯現成純淨的白色存有，比我曾經知道的白色更白。祂們站在我所見過最有魔力的秋天背景前：輝煌、明亮、五彩繽紛的樹木。令人嘆為觀止……我似乎是躺下來的，因為我的視野就是從那個視角。我的指導靈站在我的上方，向我傳達了兩個清晰的詞，它們是「啟蒙」（initiation）與「手術」（operation）。在這之後不久，靜心冥想時段結束了，我的異象也結束了。我覺得太令人驚歎了！我知道剛才發生了非常重要的事。不過，我並沒有很關注我被賜予的那兩個詞。

這時候，老公和我已經開始嘗試有寶寶。靜修之後幾週，我出外採買耶誕節用品，當時突然間開始感到腹部劇痛。太痛了，痛到我幾乎站不起來，我知道不對勁，所以替自己叫了救護車，然後被送到醫院。由於子宮外孕，我最終動了緊急手術。手術後醒來時，醫師告訴我，他們不得不切掉我的一條輸卵管。我好難過。

那天晚上，我被人用輪椅推著回到病房，覺得非常疼痛，納悶著剛才到底發生了什麼事。護士們離開了房間，接著驚人的事發生：突然間，我的獨角獸奧里安與大天使加百列就站在我的床邊。祂們倆都以地球上似乎不存在的那種美妙、空靈的白色出現。大天使加百列自我介紹，我才知道祂是誰，而我已經見過奧里安了。大天使加百列非常清楚的告訴我，對我來說，這是「必須發生」的事，而且必須發生在十二月三十日之前（我到現在還不完全確定為什麼要發生在這個日期之前）。同時，奧里安低下頭，將一道美麗的光芒或光之「犄角」指向我剛手術過的腹部。我無法告訴你這感覺起來有多神奇。那道療癒光芒確實止住了我當時感覺到的疼痛，而大天使加百列的話也以某種方式立即緩解了我的疼痛。我知道一定有某個重要的原因，才讓這件事發生在我身上，而且從那一刻開始，我接受了這件事。

護士們會定期來到我的床邊，檢查排出的體液等等，在那些時候，奧里安與大天使加百列會消失，但是護士們一離開，祂們就重新出現。有祂們在那裡令我非常欣慰。我記得我掐捏著自己，確定我不是在做夢，但我絕對知道，我不是在做夢啊！事情非常的神奇，神奇到我不想睡覺。奧里安為我緩解疼痛確實是一份禮物。那一夜，奧里安和大天使加百列一直陪伴著我，直到我沉沉睡去。

第二天醒來時，我只希望又是夜間時光，這樣祂們才會在我身邊。那天我躺在床上，突然間想到，我動了手術，想起了在那個靜修週末看見異象期間，我曾被賜予的那兩個詞：「啟蒙」與「手術」。昨天就是手術啊！於是我知道，那段經驗對我來說必定是啟蒙的一部分。那個訊息突然間變得有意義，多麼令人驚歎啊！

這次之後，我有許多的療癒要完成，但是我與奧里安和大天使加百列的神奇體驗，使我對眼前的日子抱持極大的安慰、希望和樂觀。我要說，令我欣喜若狂的是，差不多就在那天之後一年，我發現自己懷了我們美麗的女兒安娜貝拉。我們剛剛慶祝了她的第一個生日。

被獨角獸照亮

庫彌卡教導說，當你原始的神性火花（或單子）離開「本源」時，它是經過編程的，可以保有天使能量，尤其是大天使和獨角獸的能量。當「本源」送出靈魂時，每一個靈魂都包含部分的天使光芒。當你化身的時候，那股能量就在你裡面。它是你與生俱來的權利，等待著被發掘。隨著頻率的提升，你可以取用更多的靈魂能量，也可以發揮更多的天使本質。

庫彌卡還教導說，當你的心對祂們大大敞開時，光的存有就可以進入你。曾經在一週內，我與人長談，一位女士相信她是獨角獸，另一位女士知道她是仙女，令我十分震驚的是，從艾波．亞羅諾夫（April Aronoff）那裡收到這則鼓舞人心的故事：

二月初，我在樓下．在我的室內聖殿空間裡。我站起來，突然間，我的世界轉換了，我的頭上有犄角，腿的末端有蹄。知道我是獨角獸完全令我不知所措，但一瞬間就結束了。我沒有多想，回去做我當時正在做的事。

那個月稍晚，我有幾個小時的獨處時間，我一會兒在室內聖殿空間，一會兒在花園裡修剪、除草、跟我的植物聊聊。我記得當時是美麗的晴天，溫暖的二月。我從花園來到室內，當時，我的世界再次開始轉換。我感覺到自己同時在兩個地方，地板、牆壁、天花板開始傾斜，變得模糊。我記得雙手緊貼著牆壁，設法穩住自己。那好像是，我的三維世界正在分崩離析，所以我打起精神，跌跌撞撞的走出去。在我這麼做的時候，收藏的所有記憶突然湧現——我是獨角獸，我的整個種族因為有犄角而遭到獵殺。在那些記憶襲捲我的同時，一大波的悲慟也突然湧現，而我最終在花園裡，雙膝脆地，雙手扶地，失控的啜泣著。

事後，我站了起來，有一股巨大的能量脈動著貫穿我。從我知道祂們是我的一部分的那一刻開始，對於這些美麗的存有，我感覺到強烈的神性之愛。等同於獨角獸本身的基督之愛已經將我撬開，由內而外。我的感官在這段期間提升了，我可以看到、聽到、品嚐到的東西比以前多許多。

我開始每天與獨角獸互動。事實上，從那時候開始，我一直有祂們陪伴著。尤其是一隻叫克里斯托（Krystal）的獨角獸告訴我，祂是我個人的盟友兼嚮導。祂現在總是和我在一起。有時候祂是粉藍色，有時候是白色。我非常愛祂。其他獨角獸生活在我的花園裡，與龍和仙女們在一起，需要祂們的時候才會出現。我甚至不需要召喚祂們，只要能量對了，祂們就會到來，然後我們的工作開始。

去年，我的一個蜂巢狀況不佳，我擔心那個蜂巢會毀掉。結果沒有！獨角獸蜂擁而至，針對蜂巢下工夫，祂們對蜜蜂的愛和祂們的高頻能量拯救了蜂巢。

在冬至前後，我尤其感覺得到祂們。我時常看見祂們在脖子上掛著紅玫瑰花環。當我的小男孩不和睦相處的時候，或是作為一個家庭來說，我們太常起爭執，需要一些被庇佑的能量時，我呼喚祂們進入我家。我看見祂們從上方的宇宙和下方的地球內層，進入屬於我們的層面。

祂們現在正大批來到這裡，因為擁有祂們的頻率的孩子被誕生出來，因為一般人類開始逐漸醒來，體認到自己的神性之光。我們全都屬於「同一顆心」（One Heart）。

第二部

獨角獸的療癒力

第19章 獨角獸療癒

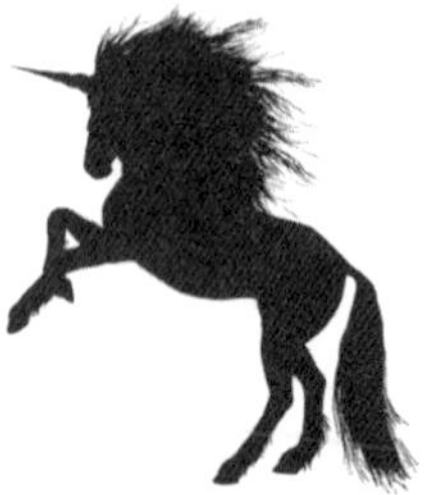

七維以及七維以上的所有天使存有，都有力量療癒你的靈性體、心智體、情緒體和物質身體。物質身體中任何類型的堵塞都是因為無助的靈性、心智和情緒模式造成的，那些模式結晶化成為「不適」（dis-ease）。懸而未決的念頭或情緒，最終造成物質身體的問題，因此，就連某樁事故的結果也是精確的，絕不是隨機的。

當心智或情緒失衡或堵塞的根源
被消融掉，
這個人就被治癒了。

舉例來說，你可能長時間思緒縈繞，卡在一份有志難伸的工作中。你可能因為覺得沒有得到認可而壓抑著大量的怨恨。最終，這結晶化成為物質身體的不適，例如靜脈曲張。獨角獸療癒可能只觸碰你一秒鐘，但是在那個瞬間，你的頻率提升。

你看重自己，領悟到你可以繼續做著對你有價值的事，放下怨恨。改變你的生活和你的態度，不適開始消融。這可能是瞬間的，假使情況如此，它被稱為奇蹟，這也可能是漸進的，假使情況如此，它是放慢速度的奇蹟。

當過去被寬恕、被釋放、被更高的理解取代時，療癒就會發生。

在某次研討會的午休期間，一位女士將一張紙條悄悄的放在我的桌子上。紙條上說，她幾年前參加了我的週末工作坊，在我們與獨角獸互動之後，她的一個長期存在的健康問題消失了。幾年後，她再次向我自我介紹，而且說道，那個自體免疫問題沒有再復發過。這是可愛的提醒，讓我想起，只要獨角獸在場，就可以治癒你。

每當你想到獨角獸、與其他人談論獨角獸、寫到或畫出獨角獸的時候，你都是在調頻進入祂們的光。每當你置身在這些發光存有的能量中，療癒和魔法就可能會發生。

讓自己沉浸在獨角獸能量之中
並期待魔法發生。

獨角獸是愛與慈悲的存有，人類被治癒是祂們的使命之一。祂們除了可以在你醒著且有祂們在場的時候治癒你，也可以在你沉睡時、夢境中或靜心冥想時治癒你。

獨角獸使你的頻率高於疾病的頻率
藉此治癒。

獨角獸可以永遠治癒你嗎？

祂們可以辦到，不過，可能不會那麼做，因為祂們不會違反你的自由意志。因此，你必須請求你需要的療癒。如果我們這麼做，獨角獸一定會將你能夠接受的光盡可能的傳送給你。祂們絕不會燒壞你的保險絲。

那不需要是正式的請求。人們時常確實呼求幫助，卻不是有意識的領悟到自己正在啟動靈界的力量。只是疲倦的坐在床上，揉著疲勞的雙眼，心裡想著，哦，上帝，我可能需要一些幫忙才完成得了這件事，就可以為你吸引到靈性的協助。

如果你請求療癒，但療癒並沒有發生，該怎麼辦呢？

獨角獸無法傳送療癒的唯一情況是，如果你的靈魂說「不」。如果你的高我希望你從你的疾病或創傷中學習，就會發生這樣的事。以下是幾個可能的原因：

- 或許你的靈魂與另外一個人有合約，對方要來照顧或療癒你。
- 可能是你的靈魂需要創傷，才能強化你或教你學會耐心。
- 可能希望你為了你個人的靈性成長而經歷那樣的體驗。
- 你可能需要某種實際操作提供的功課。
- 可能有根深柢固的前世業力仍然需要被釋放。
- 你可能認為，你不值得被治癒，或是被治癒是不可能的，這將會阻礙你的療癒。

●在人類的集體意識中，可能有某個信念認定你的疾病無法被治癒。

幾年前，一位母親帶著她兒子來看我。兒子因為一場車禍而嚴重殘疾，再也無法走路。然而，母親無法接受這事，認為獨角獸可以治癒兒子。好吧，獨角獸當然辦得到，但是當我對庫彌卡談起這事的時候，祂說治癒不會發生，因為人們的集體意識堅信，這類損害是無法修復的。有趣的是，隨著地球和整體人類的頻率不斷提升，以及人們對新的可能性敞開心扉，像這種僵化的限制性信念正在逐漸消融。

如果你的靈魂堅持，你一定要體驗身體或心智的不適或意外，因為那是你學會某一項靈性功課的唯一途徑，那麼獨角獸必須尊重你的靈魂的命令，袖手旁觀。不過，在這個時候，業力正在浮現，要被探索和蛻變，因此靈魂謝絕療癒是相當罕見的。

用獨角獸能量療癒他人

療癒師以多種方式工作，例如，透過按摩、誦經、聲音、草藥或按手禮。有些人擅長帶入獨角獸能量，用它來療癒他人。許多人正靠著直覺與獨角獸合作，把工作做得非常出色。

凱蒂告訴我，她三度去看一位不可思議的療癒師，這人來自愛爾蘭威克洛（Wicklow）。在最後一次療程中，凱蒂個人的獨角獸出現了，將祂的犄角先放在凱蒂的心臟上，然後確實穿透心臟，那位療癒師頓時不知所措。她的獨角獸身形魁梧，純淨的白。凱蒂寫道：

祂感覺起來是那麼的難以置信，我無法描述得很完整，但是我的整個身體在不同的頻率上搖擺和振動。祂大大治癒了我的心，而且不只是這一輩子。祂告訴我，我今生以及生生世世的苦難被清除掉了。祂被昴宿星人（Pleiadian）包圍著，昴宿星人也一直在等待我開口向他們求助。祂說我終於準備好了，祂永遠不會離開我身邊。我的情緒非常激動，那就是最強大的療癒。

凱蒂的獨角獸接著告訴她，只要她需要，隨時可以使用祂的犄角，但當時只可以為她自己療癒。有趣的是，凱蒂已經開始想到可以透過她身為醫療針灸師的工作幫助人們。現在，她已經獲准將獨角獸療癒用在他人身上。在治療他人之前，她先用透石膏棒貼在對方身上，感覺這麼做可以將她的獨角獸帶進療程中。

凱蒂又說道：「夜裡，祂來到我身邊，有時候我的房間明亮起來。我問過我的伴侶，這是否會吵醒他，答案是否定的。」

以下是你可以用來操練獨角獸療癒的練習：

練習 30

獨角獸療癒

- 如果你有透石膏棒，或是有一小塊透石膏，好好握住它。
- 保持靜止和安靜，因為獨角獸在靜默中觸碰你。
- 請求你的獨角獸來到你身邊。
- 知道祂正站在你面前。
- 在你的靈性體、心智體、情緒體或物質身體內，想到你希望療癒的某樣東西。
- 默默的申明，你已經準備就緒，要釋放你的小我周圍一直允許這事發展的任何東西。
- 允許你的獨角獸將祂的光之犄角放在最需要祂的地方。
- 放輕鬆，允許療癒魔法發生。
- 感謝你的獨角獸。

第20章

獨角獸靈魂療癒

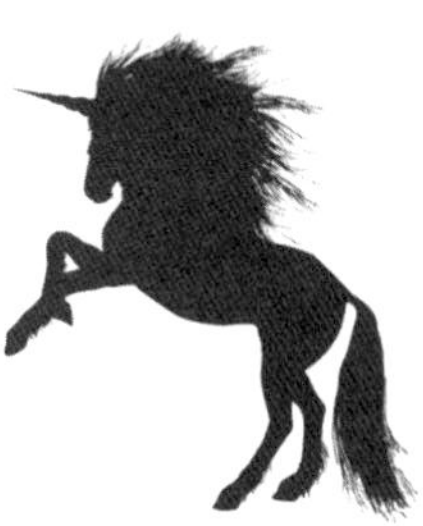

大部分的我們都曾經在許多行星上、許多恆星系統裡乃至其他宇宙中體驗過。大部分的我們已經在地球上化身過許多次。我們大家都已經踏上了漫長、多事的靈魂之旅，充滿學習、創傷、魔法般的時刻。從前我們承受過的挑戰和創傷，時常在我們的靈魂上留下傷疤。獨角獸們現在正挺身而出，要治癒這些傷疤。

珍妮佛．西米斯－拉波斯在她二十出頭歲的時候，經常清楚的夢見和看見前世身為聖女貞德的影像。在那一世，她曾經設法帶來和平，但是沒有人仔細聆聽，最後，她看見自己被綁在火刑柱上活活燒死。她並沒有受苦，而是揚升進入光，但是大天使麥可讓她看見那次化身對她造成什麼樣的影響：結果，在今生，她非常害怕告訴人們她是靈媒。在某次提姆．懷爾德的Zoom雲端視訊工作坊期間，她的獨角獸為她的靈魂療癒喉輪。事後，她以靈視力看見一隻巨大的獨角獸，祂的犄角閃耀著純淨的鑽石白光，光照射在她身上。她感覺到，展開她的人生使命的時候到了，她的獨角獸正在推動她朝向祂邁進。

然而，眼前挑戰的根源可能與你個人無關。它可能源自於你所承繼的家族或祖先的業，乃至國家或世界的業，而且這點必須在靈魂層次被治癒。

艾麗希亞分享的故事，令我非常感動且印象深刻。她收到了我的請求，要大家分享自己的獨角獸故事，感到非常興奮。她已經與她的獨角獸惠斯珀建立了良好的關係，而且決定這是一次與祂更深入的連結的機會。她點燃一根蠟燭，敲奏她的粉晶缽，唱頌起惠斯珀的名字。惠斯珀以一種之前從不曾發生過的方式與她連結，將她帶回到她的一個個前世、她在母親肚子裡的時候、童年、青少年時期，然後一直到她目前為止的成年人生。那是一次神奇而深邃的靈魂療癒之旅。

以下是她的獨角獸透露給她的故事：

在我出生前三個月，我的母親感覺到強烈的渴望，要去探望她的母親。搭了三個小時的巴士才到外婆的農場，那裡是一個令人驚歎且神奇的地方。外婆身體健康，很高興見到女兒。她非常開心，興奮雀躍，拿出一條她為我縫製的美麗毯子給母親看。幾小時後，突然間且意外地，外婆去世了。我的獨角獸告訴我，那件事發生時，我在較高的層面被詢問到，是否想要改變我的天命，為人類服務。我毫不猶豫的接受了。那一刻，我被金黃璀璨的基督之光包裹著。

三個月後，我出生了。我媽決定換掉她已經為我選好的名字，改用外婆的名字作為我的洗禮名。

我三歲的時候，家人從哥倫比亞搬到墨西哥市。在那裡，我感到很自在，但是有一天，相當出其不意地，父母親決定把我送回哥倫比亞與外公同住。我與父母和小弟道別，不明白為什麼我要被送走。

有時候，外公帶我去他的農場，也就是外婆去世的地方。當我在那裡的時候，我會騎一匹有藍眼睛的美麗白馬，是外公送給我的。這匹馬是我最好的朋友、我的同伴、我的嚮導。牠有某種特殊且獨一無二的東西，那是我在其他馬兒身上感覺不到的。牠讓我感到安全，有歸屬感。在成長的過程中，我騎著牠奔馳幾個小時，去到山裡最神奇的地方，與牠促膝長談，與牠合而為一。我最喜愛的地方是有美麗樹木環繞的一條瀑布，我會坐在那裡，靜默的，與我的馬兒在一起。在那裡，我們被獨角獸和天使界環繞。

當我的家人回到祖國時，我們住在另外一座城市，那份驚奇和魔法開始逐漸消失。

但是我還記得，那天我的守護天使告訴我，我的靈魂來到地球是要為人類服務的。

結婚後，我開始尋求更深入的答案。我了解了靜心冥想和天使，研究了許多的療癒方法。幾年後，我離婚了，決定搬到北美洲。我有兩個孩子，當時期待著第三個孩子。我不知道會有怎樣充滿挑戰的啟蒙等待著我，但是我打從心底呼求幫助，而且以深入而深邃的方式與天使界重新連結。

我的獨角獸惠斯珀幾乎立刻在某個滿月的午夜到來，而且為我帶來我需要的支持。祂成了最讚的同伴，開始在更深入的層面療癒我。祂的光非常的明亮而莊嚴，幫助我一點一滴的回憶起我的神性本質。祂淨化了我，消融且治癒了我靈魂最深入且最深邃的創傷。祂提升了我的頻率，給予我氣力，跨出我靈魂旅程的下一步，有能量去完成我認為適合一切至善的事。祂幫助我保有我的願景，為我帶來勇氣和信心，可以面對我的挑戰，履行我的靈魂契約。

我正在分享我今生擁有的最大的禮物之一：與我那莊嚴宏偉的獨角獸重新連結。

她又說道，因為與惠斯珀連結，她現在擁有某樣沒有人可以帶走的東西。

許多人跟我說過，他們與獨角獸以及來自天使界的其他存有的美麗連結。珍妮佛・西米斯－拉波斯一直是靈媒，一直與靈連結。當她還是孩子的時候，她親眼看見自己的守護天使以巨大的白光出現在她眼前。現在，珍妮佛與她的獨角獸以及與大天使和龍族們，緊密的連結在一起。她寫道：

我一直相信獨角獸，而且在十幾歲的時候首度與我的獨角獸指導靈連結。祂在夢中對我自我介紹。那時候我病得很嚴重，在醫院裡被診斷出患有再生障礙性貧血和子宮內膜異位。我幾乎死於高燒，而且我的免疫系統停工了。我動了一次手術。然後我夢見一隻美麗的獨角獸，祂注視著我，為我療癒。事實上，我的守護天使和獨角獸都為我療癒。後來，我的獨角獸指導靈以心靈感應的方式傳達，我將在年紀較大的時候與獨角獸界合作，而且告訴我，在亞特蘭提斯時期，祂曾經是我的獨角獸。

來自眉心輪的獨角獸靈魂療癒

靈魂療癒以許多種方式發生。就跟布蘭妲一樣，你可能甚至沒有覺察到你正在執行令人驚歎的獨角獸靈魂療癒工作。布蘭妲的女兒們想要一場獨角獸派對，所以布蘭妲著手準備所有必需品。她解釋：

我對那些奇妙的存有的美一無所知，但是身為按摩治療師，在療程結束時，我的眉心輪總是收到一道明亮的光，於是我用它對準我的客戶療癒。那道光總是十分明亮，明亮到我覺得彷佛自己正看著太陽。我從來不知道那是什麼，但是每一次療程結束時，就是繼續用它來療癒。

在為那場獨角獸派對購物時，我遇見我的第一本獨角獸書籍，而且被那些文字撼動了：「祂們的犄角可以被比作魔杖，將神性能量傾瀉而出。每當祂們指引這道光時，療癒就會發生。這不只是物質身體和情緒的療癒，也是靈魂療癒。」

那一刻，我確實看見了我的眉心輪的光與獨角獸之間的連結。我很愛這點，因為我一直在召喚大天使麥可前來療癒我的客戶的靈魂，指引一道光進入他們的眉心輪。《遇見神奇獨角獸》證實了我為我的客戶所做的一切。看完那本獨角獸著作之後，我現在對我正在連接的東西有更多的看法，很興奮可以與獨角獸的魔法連結。

以下是你可以為某人完成的獨角獸靈魂療癒觀想。對方是否在場其實無關緊要，步驟都一樣。不過，無論是哪一種情況，你都必須先徵求對方的許可。如果這在物質界是不可能的，請在心裡詢問對方的高我，徵求同意，而且要清晰地感應到對方同意療癒，才可以開始進行。

練習31

與獨角獸一起進行靈魂療癒

- 設定你的意圖，要為某人提供靈魂療癒，然後想像那個人在你面前。
- 召請你的獨角獸，感應到你們雙方都在純淨白光構成的防護膜裡。
- 將白光吸入你自己裡面，然後感覺它聚集在你的第三眼。
- 覺察到對方的靈魂旅程，從他們的眉心輪向外延伸到宇宙。你可能會接收到對方的靈魂旅程的畫面，或是感應到對方靈魂旅程中低階振動的部分。
- 讓白光從你的第三眼傾瀉而出，在需要的地方觸碰和照亮對方的靈魂旅程
- 看見對方過去的路徑因白色火光而照亮。
- 當你感覺到療癒完成時，請關閉對方的靈魂路徑。
- 在心裡將自己分離出來，有別於一直與你互動的那個人。

- 感謝你的獨角獸，睜開眼睛。
- 分享一下你們兩人體驗到的，討論那對你們有何意義，這麼做對雙方來說可能是真正有裨益的。

第21章 獨角獸療癒你的內在小孩

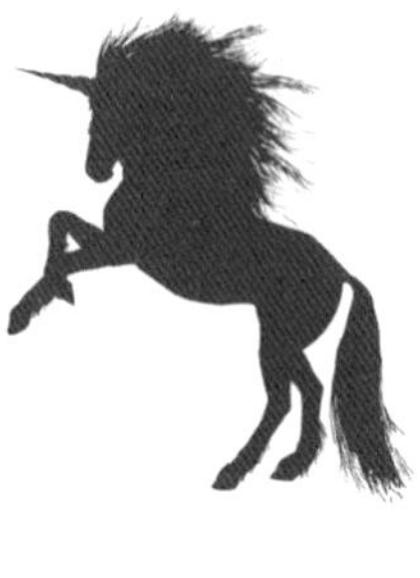

獨角獸喜愛孩子，因為孩子很純真，這也適用於內在小孩（inner child）。獨角獸喜愛你的那個部分啊。

許多疾病源自於內在小孩的傷痛、恐懼或憤怒，因為無論為人父母者如何有愛心、如何奉獻，寶寶或孩子都不可能接收到它所需要的一切愛、理解或支持。脆弱的寶寶透過它脆弱易感的雙眼，以及透過它前世經驗的透鏡來詮釋周遭的環境和父母的行為。此外，大部分的人類往往出於習慣，非常擅長貶低自己、貶低另外一個人，而這對年輕人來說是非常嚇人或丟臉的。這些印象可以深藏在你的意識裡，而用愛和理解療癒這一切，正是你的旅程的一部分。

當兒蘇拉．博克爾（Ursula Boeckl）讀到《遇見神奇獨角獸》的時候，這書啟發了她與獨角獸和飛馬連結以及從事能量工作。她在大自然中一個令她感到非常神奇的特殊地方召喚祂們。她寫道：

我感覺到祂們的臨在，可以用我的內在之眼看見祂們。我通常覺察到成年的獨角獸或飛馬，有時候也覺察到一隻小獨角獸或小飛馬。我非常喜愛祂們和平、有愛心的能量，那是如此的撫慰人心、令人欣慰、至福而有趣。然後我開始與飛馬和獨角獸互動，療癒和撫慰我的內在小孩。我迫切需要情感上的安慰，因此我呼求一匹飛馬，讓我的內在小孩倚靠祂。那麼做有些幫助，但是我覺得需要更多的支持。然後那匹飛馬邀請我爬到祂的背，坐在祂的雙翼之間。我照做了，於是發現在那裡，我可以完全放下。我們一起飛行了一段時間，飛過天空。我感到十分安全，得到祂的氣力和深愛的全然支持。正是如此親密、無條件、充滿愛的連結，使我確實在某個深入的層面痊癒了。

你可以在你的內在世界裡完成任何療癒，也可以在你的物質生活中完成。這是為什麼觀想如此強而有力且有實質效力的原因。

獨角獸可以為你的觀想增添能量。

在下述觀想中，你的獨角獸將會協助你療癒你的內在小孩。許許多多被你埋葬的傷痛、罪疚和憤怒，可能仍舊被保存在你體內脆弱易感的部分。每當你認為自己不夠好，或是不值得，或是不好看，或是不伶俐的時候，你的內在小孩都會有些束手無策。即使你的外在自我顯得自信滿滿甚至盛氣凌人或恃強凌弱，也是在掩飾局促不安的內在自我。

你明智的成人自我可以教養你的內在小孩，可以鼓勵、幫助它。不過，當你請求帶著純淨的神聖女性之愛的獨角獸，療癒你的內在小孩的時候，更加深入的轉化就會發生。

練習 32

與你的獨角獸一起療癒你的內在小孩的旅程

- 找到一個可以放鬆下來、不受干擾的地方。
- 閉上眼睛，感應到你被一朵非常柔軟、純淨的白雲圈住。

- 你發現自己準備要出發，踏上療癒之旅。
- 當你跨出第一步，你的獨角獸就出現在你身邊，而且你知道奇蹟會發生。
- 你沿著這條路前進，看見前方有一棟房子。這棟房子可能很熟悉，或是你可能認不得它。房子是大還是小呢？
- 當你進入房子探索的時候，你的獨角獸耐心的等待。
- 你發現有一間房間的門緊閉著。它可能只是被關閉，也可能是被鎖了起來，乃至被掛鎖鎖住。
- 如果你需要鑰匙，你的獨角獸將會給你正確的鑰匙。注意那把鑰匙的模樣，它是大或小？樸素或華麗？是黃銅製、鐵製或金製？
- 打開那扇門的時候到了。在你進入房間之前，要安靜的領受你的獨角獸將一顆純白色的慈悲之球置於你的心輪。澈底的接受那顆球，好好感覺它。
- 你的內在小孩在房間裡，等待著你。它需要療癒，它是害怕、生氣、受傷，還是準備要好好接受療癒呢？
- 擁抱你的內在小孩。聆聽它説話，告訴它你愛它。
- 帶領你的內在小孩來到陽光下玩耍。

- 它微笑著，很開心，這時，你的獨角獸將一道療癒的白色之愛注入它的心。
- 帶領你的內在小孩進入你的心輪。
- 讓你的獨角獸以一球美麗的白色療癒防護膜托住你們倆。
- 感謝你的獨角獸，而且要準備好更仁慈的對待自己、有更多支持自己的想法。

房子意象的詮釋

房子代表你的意識。因此，如果對房子很熟悉，這表示你很清楚內在小孩的感覺，不然就是那個時候的某樣東西，在你身上留下了有意義的印記。如果你認不得那棟房子，或許你並沒有覺察到你正在埋葬的那些感覺。

如果房子很大，意謂著這是很大的一件事，你要好好處理，因此，療癒你的內在小孩的那個面向，是非常重要的。

- 「關著門的房間」，代表你的某個隱藏部分。
- 門是剛剛關上的嗎？這表示傷痛沒有被承認，但是你已經準備好要接近它。
- 門被鎖起來了嗎？這表示你不想正視它。
- 門被掛鎖鎖住了嗎？你其實已經把它埋葬了，所以領受獨角獸療癒是非常重要的。

「鑰匙」等於是你接近受傷面向的方式。

- 如果鑰匙小，這是你已經準備好要參與的事。
- 如果鑰匙大，這對你來說是要解開的一件大事，所以請帶著尊重對待自己。

金質鑰匙表示，需要你非常睿智且特殊的部分小心翼翼的接近你的內在小孩。

鐵製鑰匙表示，你的內在小孩夠強健，可以接受你的幫助。

雅緻的金銀絲細工鑰匙提醒，你需要小心謹慎、圓滑得體的處理你的內在小孩。

療癒人類的內在小孩

感覺被深深的愛著、接受、有真實價值的孩子，不自覺的在長大後可以散播和平、喜樂和安慰，也可以為他人賦能培力。但世界各地有不少內在小孩層次正在傷痛的人們。每一個恐怖分子、獨裁者或反社會人士的內在，都有一個憤怒、受傷的學步兒，渴望著確認和愛。

有些靈魂遇到戰爭、貧窮乃至飢餓等最充滿挑戰的情況，他們當然在內在小孩層面對此有所感覺。有些靈魂則是正在體驗被遺棄的孤兒。此外，沒有父母是完美的，無論他們的意圖多麼好，無論他們多麼努力的嘗試。學步兒可能有盡力而為、充滿愛心的父母，但是受傷的內在小孩的種子還是被種下了。這是因為種子藏在個人的內在。對某個嬰兒來說，如果母親沒有在他一醒來時就馬上把他抱起來，他可能會覺得孤寂和被遺棄。另一個嬰兒則是心滿意足，他發出咯咯聲，放輕鬆，等待別人的關注。如果兄弟姊妹得到較多的關注，可能某人會感到極其嫉妒或升起不公平感，但也有人是帶著開闊的心接受這事。

無論嬰兒有何感覺，從他出生的那一刻開始，嬰兒的想法和反應都影響著他的DNA（去氧核醣核酸），逐步積累憂傷和衝突或快樂和健康的人生。

獨角獸只能接觸頻率夠高的人們。凡有的，還要加給他。但是即使在最糟糕的情況下，有些靈魂也能夠在內在做出邁向寬恕和接納的決定。一旦他們那麼做，獨角獸能量就能夠幫助他們。

為了治癒整體人類的內在小孩，這個世界的頻率必須提升。你為這顆行星送出的每一則祈禱都會造就不同，因為天使們做出回應。你的祈禱可能僅僅持續瞬間，但是它將會打開通道，讓獨角獸能量觸動最需要的人們。

練習 33

療癒內在小孩

- 找到一個可以安靜下來、不受干擾的地方。
- 閉上眼睛，花好一會兒時間平靜、放鬆的呼吸。
- 你的獨角獸出現在你身邊，知道你有任務要完成。
- 感謝祂來到你身邊，然後發現你自己騎在祂的背上。
- 當祂騰空升起時，告訴祂你正在請求獨角獸們療癒全體人類的內在小孩。
- 祂的雙耳抽動了一下，承認這項任務非常艱鉅。
- 你們一起飛在這個世界的上方。
- 感應到地球上的數十億人——有些人快樂而充實，但也有許多人在某方面傷痛著。
- 把受傷的群眾看成是小小孩，閉上雙眼，大聲呼求協助和慈悲。
- 在心裡說：「我現在召喚天使界提升這個世界的頻率，讓獨角獸可以觸碰到每一個人的內在小孩。」
- 看見天使瑪麗（Angel Mary）正在放置立地擎天、遍及全世界的海藍色光柱，而這些光柱散發出美麗、慈悲、關懷的能量。

▼然後大天使麥可將深藍色光柱置於交戰地帶的中心，為那裡的人民帶來氣力。
▼大天使夏彌爾現在增加光輝燦爛的粉紅色光柱，而這些光柱散發出充滿希望的愛。
▼到處可以看見純淨的大天使光柱向下流入地球。
▼大天使加百列的白光帶來淨化。
▼大天使約菲爾的淡黃色光帶來智慧。
▼大天使拉斐爾的翡翠綠光散播療癒和啟蒙。
▼你可以看見許多的其他光柱，橫跨在天地之間的各個次元。
▼當每一個這些光柱切換到更高的頻率時，雷鳴和閃電出現了。
▼瞬間，數十億的孩童睜開雙眼，看見那光。
▼數百萬計的獨角獸飄浮在這個世界的上方，向外傾瀉著純淨的白光，那是一幕壯觀的景象。
▼純淨的白色「本源」之愛，觸碰到每一個善於領受的孩子的內心和靈魂。
▼感應到某種和平與感激的心跳聲，遍及全世界。
▼而且就跟開啟光柱時一樣迅速，大天使們迅速的將那些光柱撤回天界。

✓當你在獨角獸背上休息時，讓已經觸動這個世界的愛、和平、實力、智慧滲入你裡面。

✓然後你心愛的獨角獸與你一起安靜的、緩慢的飄回到地球。

✓從獨角獸的背上下來，撫摸祂，感謝祂。

✓睜開眼睛。

第22章 獨角獸療癒祖先的信念與課題

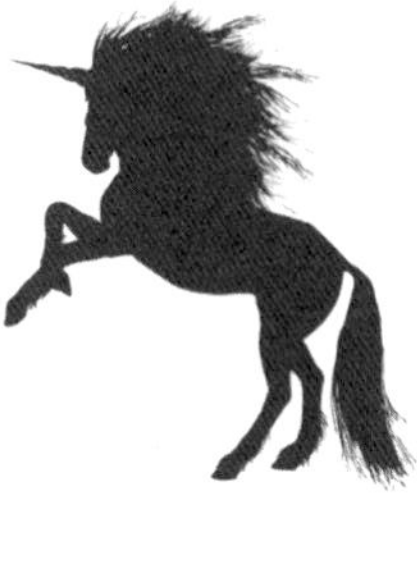

你被上溯七代的祖先們影響著。所有限制性的想法，來自你父母、祖父母、曾祖父母、上溯幾個世紀的信念，現在正降落在你的人生中。不僅如此，如果在那段期間，你有沒有孩子的姑姑阿姨、伯伯叔叔舅舅、姨婆姑婆、伯公叔公舅公，那麼你和你的兄弟姊妹以及堂表兄弟姊妹，將會承擔他們尚未解決的信念。如果你是獨生子女，那麼責任就歸你。假使基於某個原因你不接受責任，那麼你的堂表兄弟姊妹將會共享責任。如果你是被收養的，你還是會帶著你的血緣世系的信念，你可能還要處理你的收養家庭的信念。

有些人做出了英勇的靈魂抉擇，帶著要面對的巨大挑戰化身為人。許多這樣的個人一次又一次的在某個特定的家族中取得物質身體，而且非常熟悉這個家族的能量，然而這麼做並沒有減輕所面臨的挑戰。其他人則在出生前從靈界看過家族的情況，即使在靈魂層次並不熟悉他們的家族，但還是斷定自己夠堅強，可以應付這個家族的情況。有趣的是，有些試管嬰兒發育成的孩子，有能耐從某個新穎和新鮮的角度看待挑戰，能夠治癒整個家族。

療癒祖先的信念

想像一個家族有根深柢固的信念，認定長子必須追隨父親的腳步，接管家族企業，或是成為清潔工人或出庭律師。如果某個靈魂化身成為那個長子，帶著成為音樂家的靈魂渴望，那麼表達他的靈魂使命將需要決心、勇氣，可能還要願意放下他的家族以及許多其他的特質。如果他屈服於家族模式，他的真實之光絕不會顯露，他必定實現不了自己的天命。

一位靈性解讀師告訴我，在我出生前就去世的某一位祖父堅信，別人必須先表態。這個信念一直沒有被消融掉，也沒有人承擔過，所以我的靈魂接受了它，但是那位解讀師說，它正在阻礙我的揚升。我的第一個反應是，這是不正確的，但是第二天，一位朋友來吃午飯。他正在提出一宗企畫案，希望我向某人針對企畫案做簡報。然後他又說道：「可是我了解你。你一定會先問清楚對方的底細，然後就沒有時間討論企畫案了。」突然間，那個別人必須先表態的信念出現了。這些模式以多種方式顯化。

那次之後，我開始注意到祖父的信念如何影響著我，也請求獨角獸幫我釋放。一週不到，我已經決定要搬到一個感覺起來可以比較自由的做自己的地點。

認出祖先的信念

你該如何認出祖先的信念和模式呢？不斷的留神觀察你的言語和思想。以下有幾個例子，說明可能浮現你腦海或是從你的嘴裡說出來的信念，而且還有其他數百種：

●「這不公平，沒有人了解我／聽我說／相信我／欣賞我／疼愛我。」
●「我從來沒有得到我想要／應得／需要的東西。」
●「我必須逃脫，為自己爭取時間。」
●「我永遠不自由。我感到窒息。」
●「太遲了。」

信念不見得都像這樣。你很可能擁有肯定人生、快樂、成功的信念，全都承繼自祖先世系，要感恩並好好享受這一切。

來自獨角獸的幫助

有些人在人生初期面臨挑戰，有些人在中年面臨挑戰，其他人則在晚年面臨挑戰。某些勇敢的人，在他們的整個化身期間擁有不少的啟蒙。有時候你甚至沒有覺察到某項考驗，只是有一種被束緊或缺乏自由或被控制的感覺。如果你意識到你已經拋棄了做自己的自由，那就要請求獨角獸幫忙。祂們將會與大天使麥可合作，使你能夠為自己挺身而出，說出你的真理。

有時候，你的挑戰導致你感到沮喪，或沒有希望、無價值或無法完成你的願景。再次強調，如果你有這種感覺，要請求獨角獸幫忙。祂們將會與大天使烏列爾合作協助你。祂們可以幫助你摒除過時的罪疚。

信念可能是棘手的能量糾結成一團，可以癱瘓、傷害或阻礙你。當你讓自己擺脫它們的束縛時，就可以飛翔。

以下觀想可以帶你與獨角獸一起踏上旅程，這將會幫助你清除掉那團你可能隨身攜帶的無用祖先信念。每當你完成這個觀想時，就可以擺脫你的無意識心智裡的某樣東西。

練習 34

獨角獸幫助你解開且清除無用的祖先信念

開始之前，先想想你經歷過的某些挑戰。當你仔細思量這些挑戰，以及它們在你的人生中造成的結果時，請注意你現在擁有的想法，將它們記錄下來。這是非常重要的。

- 找到一個你可以安靜下來、不受干擾的地方。
- 閉上眼睛，請求你的獨角獸來到你身邊。
- 當你看見或感應到祂到來時，請帶著愛與崇敬歡迎祂。
- 說道：「親愛的獨角獸，請消融掉正在阻礙我的祖先信念。我已經準備好要釋放它們。」
- 你的獨角獸看著你並點頭，然後邀請你與祂一同馳騁。
- 你們一起飛到一座大山，降落在斜坡上。
- 你面前有一叢荊棘，它們代表無用的祖先信念，而你目前將這些緊握在你的意識裡。
- 只要是你需要用來清除那叢荊棘，或是至少用來開闢小路、穿越荊棘的東西，你的獨角獸都會提供給你。
- 那叢荊棘是大還是小？感覺容易清除還是很難清除？很棘手嗎？有枯枝要移除嗎？

有生物躲藏在裡面嗎？

- 慢慢來，做好你需要完成的一切，把你的堵塞清除掉。
- 當你完成時，你的獨角獸用祂的光之犄角觸碰你的前額，將具療效的白光注入你的頭腦。
- 當獨角獸能量消融無用的祖先信念時，要放輕鬆，感應到鑽石白光在你的心智體內閃爍。
- 現在，你的獨角獸帶領你往山的高處飛。
- 你看見眼前有一條美麗的瀑布，像新娘的頭紗飛瀉而下。
- 你的獨角獸沒有停頓，帶領你直接穿過瀑布，然後你發現自己置身在最美麗且陽光普照的花園中，到處是可口的水果和美麗的鮮花。
- 你的獨角獸告訴你，當你接受所有奇妙的、肯定人生的、令靈魂滿意的祖先信念時，你的人生便盈滿著豐饒的歡樂。
- 好好享受這座花園。
- 你的獨角獸帶你穿過瀑布，回到山下，穿越荊棘叢所在之地，回到你們開始的起點。
- 要知道，與你的獨角獸同行的旅程，已經照亮了你內在的某樣東西。

療癒尚未解決的家族和祖先課題

種種能量都是經由家族傳遞下去的。舉例而言，如果你的某一位祖先加入某個宗教組織，立了一個不撤回的誓言，那麼誓言的能量將會沿著你的家族血脈傳遞下去。如果有孩子，那麼一或多個孩子將會承擔起來，繼續履行誓言。如果沒有孩子，誓言將會由姪子和姪女們繼承。這些協議是在某個靈性層次達成的，我們的表意識並不參與，也不知道。

絕妙的天賦和特質，也可以沿著家族血脈傳遞下去。或許曾曾祖母是才華洋溢的吹笛人，在她去世之後好久，後代的某個孩子將攜帶著那份天賦。

> 你可以召喚獨角獸，照亮祖先的天賦，
> 為自己啟動這些天賦。

舉個例子，未婚的姨媽可能是非常善良、有愛心的人。在她去世之後，別人注意到她的一位姪女很像她，這往往是因為姨媽培養起來的特質傳遞給這位親屬。

並沒有請求特別療癒這些意外發現的東西，其中某些能量傳承卻是比較有問題的：

● 如果上溯七代有一位親戚負債，而且去世時，欠債還沒有還完，那麼欠債的業將會繼續貫穿這個家族世系，家族成員們可能會發現自己突然間損失了大量金錢。
● 尚未解決的酗酒、吸毒或任何類型的強迫症，往往出現在幾代以後。人們可能會感嘆：「傑克是個酒鬼，就跟他的曾祖父一樣。」事實上，他正攜帶著那團祖先的烏雲。
● 一個人可能會自殺，因為這個人聽見返回靈界的召喚。然而，自殺也可能是選擇退出與某個情境打交道的方法。就後者而言，家族血脈之下的某個人，將會不得不代替祖先處理這個情境。

以上這些以及許多其他尚未解決的祖先課題，就像沉重的磚頭。它們可能與你無關，然而你不得不承載它們，要麼因為你的靈魂自告奮勇，要麼因為當家族業債被召來時，你被迫接招。

過去，人們能夠迴避死去的親屬尚未解決的課題。現在，這不再是有可能的，因為新的黃金時代開始於二〇三二年，屆時，所有業力必須被清除掉。懸而未決的家族與祖先課題，正以一種再也不容忽視的方式敲擊著我們。

現在許多人揹負著
祖先未竟事宜的沉重帆布背包，
不過獨角獸已經準備好要減輕祖傳的負擔。

練習35

減輕你的祖傳負擔

✔找到一個你可以安靜下來、不受干擾的地方。

✔閉上眼睛，放輕鬆。

✔在每一次呼氣時，感覺一道柔和的白光與你的氣息一起流動，圍繞你的身體，直到你被一球白光包住為止。

✔覺察到你的獨角獸站在你身邊，等待著幫忙你。

✔你撫摸著祂，告訴祂，你希望減輕目前揹負的祖傳磚塊，而且請求祂幫助你。

✔一只帆布背包出現在你面前，它是大或小？是重或輕？

✔你拾起背包，注意到背包裡的能量死寂無生氣。看進背包裡面，裡頭有幾塊磚頭呢？將背包揹在背上，感覺如何呢？感覺很熟悉嗎？

- 爬到你心愛的獨角獸的背上，感受祂提供的愛與安全。
- 你的獨角獸正與你一起緩慢前行，走在一座暗黑、狹窄、多石頭的山谷中。
- 山谷裡的岩石似乎很近，彷彿它們即將擠扁你。你可能有一種被緊壓和被控制的感覺。如果不移走一些岩石，你不可能逃離這個緊湊的空間。
- 你可以取得清除這條道路所需要的一切工具，然後你從你的獨角獸身上下來，做著需要完成的事。
- 當這條路完全暢通時，你將你的帆布背包放在你的獨角獸面前。
- 告訴你的獨角獸，你已經完成了清除工作，請求祂在恩典之下蛻變那些磚塊的能量。
- 你的獨角獸將純淨的「本源」之愛，傾瀉在帆布背包上，注入帆布背包中，直到背包完全消失為止。
- 你深深的呼吸，領悟到不知不覺的你已經清除了祖先的障礙。
- 注意你有何感受。

- 大天使麥可出現在你面前，好好感覺祂美妙的光芒。
- 祂將一顆深藍色的真理之球放進你的喉嚨，告訴你，真理已經使你自由了。
- 祂命令你現在為自己挺身而出，要說出你的真理。
- 看見你自己做著這件事。慢慢來，要說出你需要說的話。
- 現在你的獨角獸用成串閃爍的祝福，充滿愛意的澆灌你，照亮你已經準備好要帶進你生命中的任何祖傳天賦。
- 慢慢來，好好體驗這個過程的喜樂。
- 你微笑的看著那座狹窄的峽谷已經敞開，向外拓展成更廣闊的視野。
- 當你發現自己回到你們開始的起點時，要期待新的機會與奇蹟，知道在你的意識裡的某樣東西已經轉換了。
- 感謝你的獨角獸以及大天使麥可。

第23章

獨角獸將你的靈魂渴望帶到本源面前

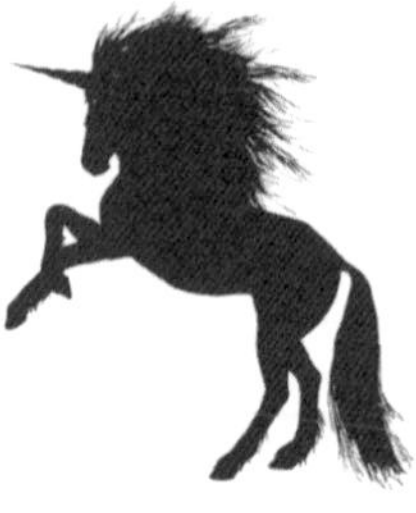

真實的靈魂滿足，是你一生中可以擁有的最大禮物之一。當你感到全然充實滿意時，你的日常生活是一種知足，問題變得微不足道。一切回歸正軌。獨角獸提供給你的最美麗的禮物之一是，有機會將你的靈魂渴望帶到「本源」面前，祈求得到祝福。

這是非常強而有力的，強大到祂們通常先將你的請求送到喜馬拉雅山的大師們面前。這麼做提升請求的振動，讓獨角獸可以將請求帶到熾天使面前，由熾天使交給「本源」，然後奇蹟就會發生。

因此，這裡有一些關於喜馬拉雅山的大師們以及熾天使的信息。

喜馬拉雅山的大師們

喜馬拉雅山目前仍是地球上最純淨的地方。在白雪皚皚的山峰上方，喜馬拉雅山的大師們有祂們的乙太靜修區。那裡有十二位大師，全都是有智慧的古代存有，祂們為地球守住這座山脈的光輝以及許多的智慧，而祂們的靜修區則是由難以置信的美、純淨和光構成的空間。

在這座山脈中，土地本身就蘊藏著古老的智慧。最重要的是，一切有感情的存有，包括山脈，都發出音符，因此這首喜馬拉雅山之歌，包含埋藏在那裡的水晶、礦物和寶石的旋律。大師們照看著這一切，為這個世界穩穩地保有這片純淨的光。

獨角獸們時常將已被釋放到地球上任何地方的低階能量，帶到喜馬拉雅山提純淨化，不過祂們也可以將「東西」帶到這個宇宙的其他部分蛻變。

如果你帶著一份要幫助自己或世界的請願書，造訪「銀河聯邦理事會」，獨角獸們有時候會先帶你來到這個特殊的靜修區，讓你可以領受大師們的指導和智慧，先增加你的光，再接近理事會。

熾天使

熾天使（Seraphim，單數Seraph）是純白的十二維天使存有。祂們圍繞著「神格」（Godhead）吟唱，將「本源」的願景顯化成形。舉個例子，當「本源」預想出地球的原始概念時，熾天使們聚焦在這個概念，同時吟誦著「嗡」（Om）音。此舉將影像投射到宇宙中，讓宇宙能夠收集創造地球所需要的能量。然後其他天使和巨龍將這顆行星化為物質實相。

兩位強大的熾天使目前正在與人類互動，祂們是瑟若芬娜（Seraphina）與瑟若菲爾（Seraphiel）。獨角獸基於人類的至善與祂們互助合作。

為你的靈魂帶來心滿意足的是什麼？

凡是為你帶來喜悅、和平、滿足或深度愉悅的東西，都會為你的靈魂帶來心滿意足。它可以是創造性或藝術性的作品，或是某種特定的職業，例如，健康專業人員或教師。許多人在戶外大自然中與樹木和鳥類共處時，找到和平與滿足，其他人則在海邊找到和平與滿足。對某些人來說，他們的最大滿足感是在運動中挑戰自己的物質身體。你可能想要成為發明家，乃至創建有誠信的企業。

人們時常問我：「我的靈魂使命是什麼？」答案始終是：「它是為你帶來喜悅和滿足的東西。」

有時候，某人認為無法完成自己的靈魂使命。舉例而言，這些人說他們想要成為畫家，但是不能那麼做，因為他們必須養家糊口。或是他們一直想要去旅行，但是從來無法成行。嗯，獨角獸可以讓魔法發生。

練習36

與獨角獸合作
將你的靈魂渴望帶到「本源」面前

準備工作

➤ 給自己一些時間，好好決定你真正想要的是什麼。這不是餵養你的小我的事物，甚至不是使你的內心高興欣喜的事物，而是給予你真實的充實滿意感的東西。

- 寫下來，將你的靈魂渴望寫在紙張上，這是將它們化為現實的重要一步。
- 點燃一根蠟燭，提升頻率。
- 找到一個你可以安靜下來、不受干擾的地方。

觀想：將你的靈魂渴望，帶到喜馬拉雅山的大師們面前

- 閉上眼睛，舒適的呼吸，直至你感到放鬆為止。
- 想像自己在一座蓊鬱青蔥的山谷之中，在這裡，鳥兒們唱著歌，瀑布飛瀉，落在岩石上。注意一下天空是多麼的藍，太陽是多麼的金黃璀璨，這裡是如此的和平、寧靜。
- 在心裡呼喚你的獨角獸，瞬間看見祂站在你面前，純淨、發光的白馬散發著愛、和平與白光。
- 感覺祂的愛包住你。
- 對祂低聲訴說你的靈魂的所有渴望。
- 注意祂多麼有耐心的等你把話說完。
- 當你完成這件事的時候，請求祂幫助你實現那些渴望。

- 祂鄭重的點頭，然後邀請你坐在祂的背上。
- 你在一道光柱中往上升，安全而輕鬆，愈升愈高。你在山谷的上方，你在群峰的上方。
- 喜馬拉雅山的大師們，光輝燦爛的乙太聖殿就在眼前。
- 你的獨角獸與你一起飛過十二根白色火焰柱，進入一座中央庭園。
- 十二位大師在這裡等著你。祂們雙手合十，呈祈禱姿勢迎接你。
- 你將已經寫好的靈魂渴望清單交給祂們。
- 祂們其中一位拿起清單，握住清單，同時所有大師將光注入清單，直到清單變成閃耀的鑽石為止。
- 那位大師將鑽石交還給你，而你鞠躬，收下鑽石。

帶著你的靈魂渴望通過熾天使，來到「本源」面前

- 你的獨角獸告訴你，該是實現你的使命的最後階段了。你要請求熾天使帶著你的請求來到「本源」面前，祈求得到祝福。
- 你們穿過十二根白色火焰柱往回走，一起飄浮進入更高的次元。

- 覺察到不可言喻的熾天使，圍繞著神格的白色火光。你甚至可以聽見祂們在唱歌。
- 你的獨角獸輕輕的接近熾天使之一的瑟若菲爾，瑟若菲爾泛著彩虹之光。
- 你謙卑的將你那顆閃耀的鑽石（你的靈魂渴望的光輝能量）交給祂，請求祂將鑽石帶到「本源」面前，祈求得到祝福。
- 瑟若菲爾帶著鑽石，消失進入神格的白色火光中。
- 你耐心的等待，終於祂回來了。
- 祂將鑽石交還給你。鑽石看起來是什麼樣子呢？更大嗎？更明亮嗎？呈現不同的色彩嗎？還是完全變了樣？
- 當你的獨角獸與你一起和平返航時，請花些時間推敲斟酌，那個祝福對你的人生來說意謂著什麼。
- 然後你回到你們開始的起點，感謝你的獨角獸，睜開眼睛。

第24章

獨角獸移除幻相的帷幕

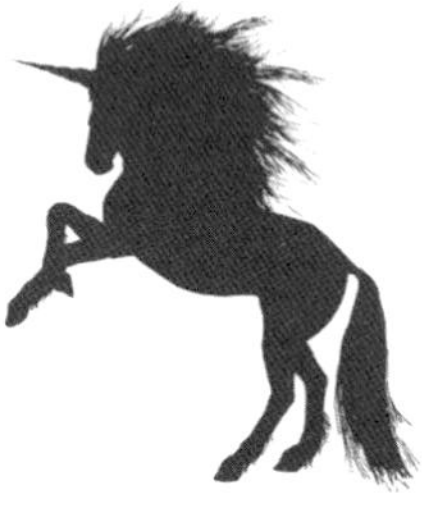

每一個來到地球的靈魂，都必須穿越「失憶的帷幕」（Veil of Amnesia），這是由「七道幻相帷幕」（Seven Veils of Illusion）構成的。隨著每一道帷幕消融，你變得更加開悟。當七道帷幕全都煙消雲散時，你達成澈底的開悟。獨角獸是可以幫助你完成這項追求的天使存有。

世界的紛亂與動盪是三維的戲劇。觀賞這齣戲劇是可怕的，親身經歷恐怕更令人毛骨悚然，但它卻令人興奮雀躍，而這也是許多人類為什麼仍舊執著於它的原因。所有那些疼痛、傷害、嫉妒、憤怒或愛都很容易讓人上癮，而且當你在這齣戲中軋上一角時，你會感覺到活生生——也許是不快樂或嚇壞了，但肯定是活生生的。參與任何一種戲劇的每一個人都忙著報名演出，它是一段三維體驗，而且是一種選擇。然而，這股動盪的能量，籠罩著你的真實本性，使得獨角獸很難觸及你。如果你陷在人類比較不滿意的演出之中，無論是家庭衝突、經濟問題、戰爭或政治動亂，獨角獸根本看不到你。所以，如果你處在這類情境裡，請停止繼續投入，因為繼續投入等於是為它增添能量。要停止各方面的評斷，讓自己歸於中心，從更高的視角看待一切，讓自己進入和諧之中。然後你的光將會清晰的照耀，獨角獸一定能夠看見你、接近你、轉化你的人生。

如果你處在黑暗故事之中，可能會發現，相信這點是不可能的，因為挑戰愈激烈，考驗就愈艱難。然而，就連在絕望的情境裡，也有保持鎮定、歸於中心、不批判評斷的人們。他們親眼見證發生的事，卻不投入。這是開悟意識（enlightenment consciousness），而這些人的光因此變得非常純淨。

幫助自己和這個世界的最佳方法是：保持和諧，不受正在發生的事影響。神性計畫（divine plan）正在努力解決，所以要信任它。聚焦於愛與「一」（Oneness），然後獨角獸可能會出現在你的生命中，幫助你跨出下一步。這最終將會推動你完全擺脫原有局面，從另外一個視角過生活。

七道幻相帷幕

在地球上，「七道幻相帷幕」遮蔽你的第三眼，結果，你忘了自己的靈魂旅程以及你真正是誰。在今生和其他前世，你可能已經局部消融了些許乃至大部分的幻相帷幕，但是你必須將它們完全移除掉，才能達到開悟的頂峰。獨角獸說過，如果你盯著一顆獨角獸靈球體好一會兒，請求這些帷幕被移除掉，獨角獸們將會與你合作，釋放掉其中某一帷幕的一大部分，甚至完全收回其中一道帷幕。這將加速你的揚升以及你的開悟，使你能夠從神性的視角看見生命。

第七道帷幕

第七道帷幕是紅色的，離第三眼最遠。當你在靈魂層次醒來，為創造或吸引你生命中的每一件事負起責任時，它是第一道要被移除的帷幕。隨著這道帷幕逐漸變薄，你不再為自己的情境而責怪另一個人，反而是詢問：「我是如何創造或吸引到這個境遇的？」如果你詢問獨角獸，祂們會幫忙揭示答案給你看。以這種方式，祂們幫助你沿路前行，邁向精通嫻熟。

肯定語句：

「對於吸引到或創造我生命中的每一個境遇，

我全權負責。」

第六道帷幕

第六道帷幕是黃色的，當你開始相信靈的世界且信任看不見的界域，可以照顧你和支持你的時候，這道帷幕便消融了。這裡有個例子：你的結婚戒指不見了，你的第一個念頭是召喚大天使麥可，請求祂照顧你的婚戒。你絕對信任祂正在這麼做，於是你完全不必擔心你的戒指。換言之，你將婚戒交託了，因此大天使麥可能按照你的請求執行。然後這個帷幕就被移除了。當然，這是一個物質世界，所以你還要採取行動，才能找到你的婚戒。但是你知道大天使麥可將會替你把婚戒保管好。

肯定語句：

「我完全信任靈界可以照顧我。」

第五道帷幕

第五道帷幕是美麗的粉紅色，當你開始表達無條件的愛時，它便消融了。這道帷幕與你的心輪緊密相連。你愈是選擇愛作為回應，這道帷幕就融化得愈快，你的獨角獸就愈能夠與你連結。

肯定語句：

「唯有愛。我們是同一個。」

第四道帷幕

第四道帷幕是發光的綠色，與自然界相連。因此，當你開始理解、尊敬、看重動物世界的時候，這道帷幕才開始解除。當你尊重大自然的一切以及元素王國時，這道帷幕就被完全移除了。每當你擁抱樹木、祝福並感謝它們，或是在心裡讓它們沐浴在較高階的揚升能量中，這道帷幕就被收回了。請記住，當你吃著美味的蔬菜，或是看見五彩繽紛的花朵時，要感謝元素精靈們將這一切化為現實。在你這麼做的過程中，獨角獸一定會更靠近你。

肯定語句：

「我熱愛且感謝大自然的一切。」

第三道帷幕

當你愈來愈活在天使界，與天使、獨角獸、龍族互動合作，淡藍色的第三道帷幕便消融了。因此，在日常生活中，要時常想想這些奇妙的天界存有，感謝祂們幫助你。召喚祂們前來幫忙或祝福人們或情境，然後你將會收到獨角獸王國的種種祝福。

肯定語句：

「我的行為舉止宛如天使。」

第二道帷幕

當你完全理解一切都是相連的時候，深藍色的第二道帷幕就解除了。你看著星星，知道我們全都是浩瀚宇宙親密而完整的部分。你看見不同的宗教、文化和膚色的人們，知道大家都是同一個。當你尋找人們的靈魂之光時，宇宙的更多奇觀就被揭露給你，同時獨角獸們照亮你的第三眼。

肯定語句：

「我與一切萬有是同一個。」

第一道帷幕

當你揚升至第七維度時，閃爍著紫光的第一道帷幕便解除了。自二〇一二年以來，我們已經能夠首度觸及這個頻率，而且在獨角獸的幫忙下，部分消融了這道最後的帷幕。獨角獸可以帶你到那裡，尤其是在靜心冥想時，儘管只是持續好一會兒。但是當你揚升或是與你強大的「我是臨在」融合的時候，你變成純淨的白光，就跟獨角獸一樣。

肯定語句：

「我與天使界融合在一起。」

第25章

獨角獸與基督之光

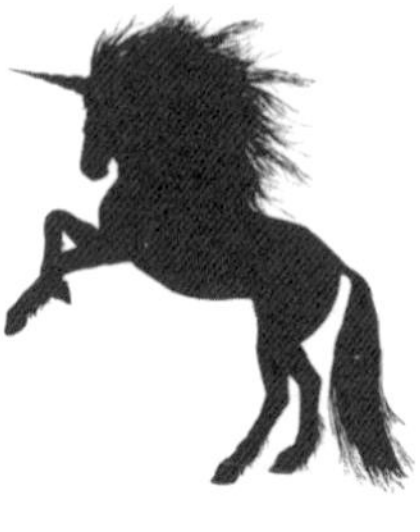

獨角獸帶著奇妙的基督之光（Christ Light），那是純淨的「本源」之愛。它以十二維頻率從「本源」傾瀉而出，成為無可言喻的鑽石白光。然後透過白金色和金色振動逐步下降，直至抵達我們可以取用的層次為止。目前我們在地球上可以觸及的基督之光的最高頻率，使我們沐浴在九維的層次，在那裡，基督之光是金白色。它在這個頻率以金色四面體（**tetrahedron**，四個三角形面組成的多面體）的形式，被儲存在拉庫美（天狼星的已揚升九維面向）之中。這被一道完整的彩虹包圍住。

在地球上，一旦你打開你的五維脈輪，就可以被帶著基督之光的「本源之愛的金色光束」（Golden Ray of Source Love）觸動。許多天使靠這道金色的基督光束工作，當你準備就緒時，祂們便將你包裹在這樣的光束之中。

金色的基督之光披風是奇妙的防護罩，因為基督之光蛻變任何試圖影響你的低階能量。基督之光也在細胞層次療癒。當你攜帶它的時候，你的心明亮起來，同時也點燃他人的心。它是擴展你的意識的女性能量，使你敞開來迎接宇宙已開悟的視角，它也照亮蟄伏在你的能量場中的知識、智慧、靈性技術的密鑰和密碼。

基督之光無法在低於第五次元的頻率振動，不過它是完美的能量，適合踏上揚升之路的人們。它開始使你在真正的細胞層次完全敞開，迎接無條件的愛，為你做好準備，可以取用天使能量。

天使和獨角獸，將永遠用你可以應對的最高振動觸動你。要信任這點，祂們始終基於你的至善行事。

攜帶基督之光的動物

白色動物，包括白化症的動物，在牠們的靈魂中帶有一些基督之光，牠們是由大天使加百列以及獨角獸們照顧的。獨角獸被連結到攜帶基督之光的所有生物。

在當前時代，世界各地都誕生了有白毛皮和藍眼睛的神聖動物，包括白水牛、白獅子、白牡鹿等等。這些特殊的動物帶來基督之光，讓基督之光燃燒起來，將無條件的愛散播到世界各地。

白色的鳥類，例如平靜、優雅的天鵝，也擁有基督之光，而白天鵝得以保持純淨，正是因為讓牠們可以悠哉游哉的水。

攜帶基督之光的龍

水龍無論漂浮到哪裡，都留下一道基督之光，包括在你的物質身體內。基督化的金龍（Golden Christed Dragon）是最擅長散播基督之光的龍。獨角獸總是在附近，靠基督能量鏈接到祂們。

與基督相關的名字

大天使克莉絲汀（Archangel Christine）是大天使烏列爾的雙生火焰，她散發高強度的基督之光。照管獨角獸王國的大天使克里斯蒂爾（Archangel Christiel），也散發同樣的光芒。

當一個人的名字裡出現「基督」（Christ）這個詞的時候，那個人在靈魂層次便攜帶著基督能量。因此，如果你的名字是諸如克莉絲汀（Christine）、克里斯欽（Christian）、克里斯托弗（Christopher）或另一個帶有基督振動的名字，那麼每一次你的名字被說出來的時候，都為你召來基督之光，同時不自覺的吸引到獨角獸能量。

你的高我在出生前便選擇了你的名字，並以心靈感應的方式告知你的母親。

基督之光光池

獨角獸喜愛帶你到天狼星與拉庫美（天狼星的已揚升面向），讓你沐浴在那裡擁有的基督之光光池中。在下述觀想中，祂們將會首先帶你來到五維的金色光池。當你在某個深入的層次吸收那些能量，你的細胞以及你的心將會大大敞開。然後祂們將會帶你來到七維的光池。隨著你在那裡放鬆，你可能會發現你的潛力和可能性擴展。這將會使你能夠接受九維的光。然而，假使你還沒有準備就緒，獨角獸將會把能量降低至你可以接受的層級。

觀想沐浴在天狼星與拉庫美上的基督之光光池中

這是非常適合在睡前進行的觀想。請記住，你不需要完全按照每一個步驟。將步驟全部讀一遍，對這趟旅程有大致的了解，然後帶領自己完成。

- 看見你自己在某個溫暖、晴朗、星光燦爛的夜晚，坐在寧靜的湖畔。
- 吸入芬芳的空氣。
- 你安靜的在那裡等待著，遠方出現一道明亮的白光，慢慢地，光愈來愈近。
- 然後，一隻宏偉、微光閃爍的白色獨角獸，從那道白光中走出來，站在你面前。
- 祂用一連串的愛和光祝福你。
- 你抬手觸碰這隻愛的存有。
- 當你們建立好彼此的連結時，獨角獸邀請你坐在祂的背上，讓祂可以帶你到天狼星與拉庫美。
- 你們安詳、恬靜的飄浮穿越宇宙，直至抵達天狼星為止。
- 你的獨角獸帶你穿過通往拉庫美的綠色和金色大門。

沐浴在基督之光的五維光池中

- 在你的面前是一座奇妙的池子，盈滿著閃耀的金色五維基督之光，它被五彩繽紛的層疊鮮花圈住。
- 你從你的獨角獸身上下來，滑入那片無條件的愛的水域。
- 隨心所欲的休息、放鬆、吸收光池裡的愛。
- 當你再次踏出去的時候，許多種類的溫和白色動物圍繞著你，帶著愛心迎接你。
- 你的心因愛與和平而突然打開。

沐浴在基督之光的七維光池中

- 你的獨角獸帶著你沿著一條小徑上行，小徑兩側閃耀著火光。
- 小徑的盡頭是一扇像金色彩虹一樣閃閃發光的拱門。
- 穿過拱門，你看見金白色基督之光的七維光池，被有彩虹氣場的金色花朵圈住。
- 你從你的獨角獸身上下來，與池中的基督之光融合。
- 休息時，你覺察到有閃光，你可以聽見一支天使合唱團在唱歌。
- 當你汲取了你準備好要吸收的一切時，你發現自己再次坐在你的獨角獸的背上。

沐浴在基督之光的九維光池中

- 現在能量已經完全改變了，你的獨角獸發出的光像鑽石一樣閃爍。
- 眼前通到第九次元的大門非常明亮，亮到看不見，它們閃爍著光彩奪目的白色。
- 你的獨角獸帶你穿越那些大門，於是你站在基督之光九維光池閃耀的白金光前方。
- 在你踏進去之前，你甚至可以感覺到能量在某個細胞層次進入你。
- 你在生氣勃勃、閃閃發光的水域裡放鬆，這些是轉化生命的高階之愛構成的水域。
- 天使們唱著：「唯有愛。」而你在你的本體中感覺到這點。
- 吸收那份愛，花多少時間都行。
- 然後你的獨角獸帶你回到你們開始的起點。
- 感謝你的獨角獸。

* * *

當你多次完成這個觀想時，你可能感覺到準備就緒，要直接去到基督之光的七維光池，乃至去到基督之光的九維光池。

第三部

獨角獸與寶石、水晶的關係

第26章

獨角獸與大天使寶石

獨角獸與大天使們互動，祂們可以融合彼此的能量，照亮人們和地區。祂們尤其喜愛將祂們的光置於大天使寶石中，為你帶來非常高階的頻率。然後你可以傳送這些令人難以置信且由獨角獸照亮的宇宙寶石，幫助地方和情境。

法老、國王和貴族，過去時常刻意佩戴藍寶石、鑽石、紅寶石、翡翠和珍珠，當人們帶著純淨的意圖佩戴這些寶石的時候，寶石會將個人與大天使鏈接在一起，讓這些人能夠調頻進入大天使，做出明智的決定。寶石也賦予個人領袖魅力以及採取適當行動的力量。

每一顆珠寶都攜帶著某位大天使的濃縮光芒，在某個特定的顏色光線上振動。也因此，戀愛中的情侶時常用寶石戒指許諾彼此忠貞不渝。當獨角獸的光被加入寶石戒指中或任何寶石裡的時候，不但頻率提升，而且魔法和奇蹟可能會發生。

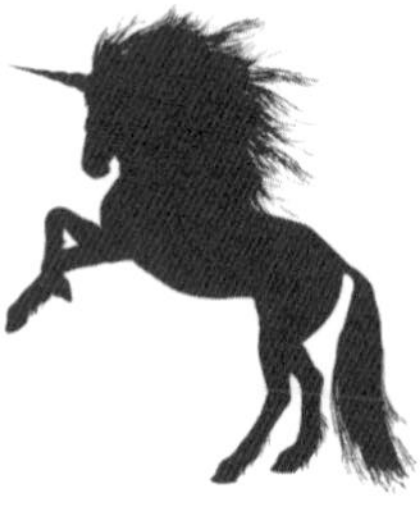

乙太大天使寶石

雖然物質寶石是有效力的，但是乙太寶石在某個更高階的頻率保有大天使的特質。隨著天使顏色光線的頻率提升，寶石的色調變得更加透明，直至幾乎清澈澄明，只是內含少許的大天使色彩：

- 藍寶石變成最淡的半透明發光白藍色。
- 翡翠變成最淡的半透明發光白綠色。
- 紅寶石變成最淡的半透明發光白色，帶有少許的紅色和金色。
- 鑽石變成透明、閃耀的白色。
- 珍珠變成柔軟、透明的銀河色（silver-cream），發出柔和的色澤。

貴重的寶石因美麗的明確切面而製作成形。珍珠除外，這些切割過的寶石也都有相對的乙太珠寶，而且這類乙太珠寶切割掉不再為你服務的低階能量。

乙太宇宙級大天使與獨角獸寶石

當獨角獸將祂的光和純淨，新增至一顆乙太大天使寶石的時候，寶石的力量會增加十倍，而且寶石的能量異常有力而宏大。這樣的寶石只能用於服務至善，因為如果意圖不是完全純淨的，獨角獸能量便會抽離。乙太宇宙級大天使和獨角獸寶石不可能害人精疲力竭，因為它根本不會觸碰還沒有準備好接收它的光的任何人。目前地球上有許多人的頻率還不夠高，無法接受這份禮物。然而，如果你帶著純淨的意圖創造這樣的寶石，就絕不是浪費你的時間和精力，因為那顆寶石將會進入宇宙之光的池子裡且新增至光池之中。然後，當擁有適當頻率的某人呼求幫助時，就可以從這座光池內汲取美麗的光芒和協助。

練習 38

創造大天使與獨角獸寶石

- 想像一顆巨大、空靈的九維珠寶——宇宙級的藍寶石、翡翠、紅寶石、鑽石或珍珠，它是巨大、半透明、微微發光的宇宙級寶石，具有難以想像的美。
- 確保你的意圖是完全純淨的，在心裡呼喚一隻獨角獸，請求祂進入並啟動這顆宇宙級寶石。

➤ 覺察到一隻純白色獨角獸用祂的光之犄角觸碰那顆寶石。

➤ 然後留神觀看這顆寶石亮起來、發著光，它珍貴的切面捕捉到宇宙的光。

- 被獨角獸照亮的九維宇宙藍寶石是透明的、半透明的白藍色。
- 被獨角獸照亮的九維宇宙翡翠是透明的、半透明的白綠色。
- 被獨角獸照亮的九維宇宙紅寶石是透明的、半透明的白粉紅和白金色。
- 被獨角獸照亮的九維宇宙鑽石是透明的、半透明的白色。
- 被獨角獸照亮的九維宇宙珍珠是發光的透明銀河色。

如何使用九維宇宙級大天使和獨角獸寶石？

練習39

傳送發光的恩典

當你希望提供服務時，將發光的恩典傳送給某人、某地或某個情境，即使你正平靜的坐在家裡，也可以為這顆星球造就巨大的不同。你也可以在出門散步時完成這件事，尤其如果你置身在大自然中的安靜之處。

▶決定你將對何處傳送發光的恩典。這個人、這個地方或這個情境，需要什麼樣的大天使特質呢？

▶在你的腦海中創造一顆巨大的宇宙級大天使寶石，請求一隻獨角獸照亮它。

▶觀想這顆宇宙級寶石正在移動，穿越時間和空間，來到需要被療癒、增強、淨化，或帶來和平的人、地方或情境。

▶看見寶石停留在那裡，散發著且脈動著兩相結合的大天使與獨角獸光，十分強烈且光輝燦爛。

▶要知道，寶石正在提升那個人、地方或情境的頻率。

結合獨角獸、大天使麥可、藍寶石

藍寶石光束（Sapphire Ray）是結合療癒與溝通的藍光、知識與智慧的黃光，以及行動的紅光，這是力量與誠信的有力結合。

大天使麥可是藍寶石藍大天使，提供你保護、勇氣、實力、榮譽、真理和信任等等特質。祂負責開發個人和人類整體的喉輪，以及地球的喉輪。藍寶石是祂的能量的物質化形式，如果正確使用，藍寶石將你連結到大天使麥可。它們幫助你帶著絕對的誠信行事，與你的「神我」（God-self）連成一氣。

練習 40

體驗被獨角獸照亮的大天使麥可乙太九維宇宙級藍寶石

- 找到一個你可以安靜下來、不受干擾的地方。
- 如果有可能，點燃一根蠟燭，以此提升能量，同時聚焦在你的意圖。
- 閉上眼睛，舒適的呼吸，直至你感到放鬆為止。
- 穿著祂的深藍色長袍的大天使麥可，正站在你的面前。
- 祂拿著一顆美麗的深藍色藍寶石，寶石閃耀且閃爍著光芒。

- 在心裡說道：「親愛的大天使麥可，我請求你為我創造一顆空靈的九維宇宙級藍寶石。」
- 看見或感應到祂微笑同意。
- 當祂拿著那顆藍寶石在你面前時，請仔細看著藍寶石慢慢膨脹，在這個過程中，藍寶石顏色愈變愈淡。
- 隨著顏色愈變愈淡、愈變愈透明，藍寶石閃爍著光與力量。
- 大天使麥可在心裡請求你，要讓自己做好接收它的準備。
- 放輕鬆且善於領受。
- 緩緩的，祂舉起那顆巨大的宇宙級藍寶石，保有勇氣、實力、真理、正直、誠實、力量和祂的光，在你的頭部上方。
- 祂讓這顆藍寶石緩緩下降，籠罩著你，直到你坐在或站在這顆巨大的乙太寶石的中央為止。
- 花一會兒時間體驗這個情境。
- 然後在心裡呼喚一隻獨角獸，請求祂進入並啟動這顆宇宙級藍寶石。
- 覺察到一隻純白色獨角獸，用祂的光之犄角觸碰這顆宇宙級寶石。

- 獨角獸的光填滿這顆宇宙級藍寶石，一波又一波的流進，流經你全身。
- 在深度的靜默中吸收汲取。
- 魔法和奇蹟現在可能會發生。
- 你可以睜開眼睛，返回清醒的現實，或是繼續將這顆有獨角獸能量的宇宙級藍寶石傳送出去，幫助這個世界。

練習41

運用獨角獸能量和宇宙級藍寶石合作

- 飄浮到華盛頓特區的白宮，將這顆宇宙級藍寶石置於白宮的上方。然後對比利時布魯塞爾的歐盟議會（European Parliament）、英國的國會大廈（Houses of Parliament），以及制定決策的任何其他地方做同樣的事。
- 請求獨角獸和大天使麥可確保，在這些地方，決策都是帶著誠信制定的，也確保，誠實的進行較高階的溝通。

➤將宇宙級藍寶石，傳送給需要有勇氣為自己或自己的信念挺身而出的個人和團體。
➤以任何基於你和地球的至善的方式使用它。
➤感謝大天使麥可和獨角獸們。

結合獨角獸、大天使拉斐爾、翡翠

翡翠光束（Emerald Ray）是結合代表療癒的藍光，以及代表知識和智慧的黃光。它照亮第三眼，刺激心輪。

大天使拉斐爾是翡翠綠大天使，也是療癒與豐盛的天使。祂負責個人和人類的眉心輪開發，使你敞開迎接開悟，從某個靈性的視角看見生命的整體。祂也讓你看見如何達成豐盛意識。當你擁有充分的豐盛意識時，你完全了解，你對創造自己的天命負有百分之百的責任。因此，你可以從慷慨和慈善的宇宙中，汲取你相信你配得的任何東西。

大天使拉斐爾也在恩典之下療癒。翡翠是祂的能量的物質化形式。翡翠帶來心智清明、忠誠、友誼、信任、療癒、繁榮和其他特質。

練習 42

體驗被獨角獸照亮的大天使拉斐爾乙太九維宇宙級翡翠

- 讓自己再次沉浸在放鬆之中。
- 閃爍著翡翠光芒的大天使拉斐爾正在接近你。
- 祂拿著一顆生氣勃勃、閃閃發光的深綠色翡翠，微笑的凝視著你的雙眼，同時將翡翠遞給你。
- 在心裡說道：「親愛的大天使拉斐爾，我請求你為我創造一顆空靈的九維宇宙級翡翠。」
- 看見或感應到祂點頭同意。
- 當祂拿著那顆翡翠在你面前時，請仔細看著翡翠慢慢膨脹，在這個過程中，翡翠顏色愈變愈淡。
- 隨著顏色愈變愈淡、愈變愈透明，翡翠閃爍著光與真理。
- 大天使拉斐爾在心裡請求你，要讓自己做好接收它的準備。

- 放輕鬆且善於領受。
- 緩緩的，祂舉起那顆巨大的宇宙級翡翠，保有療癒能量、心智清明、忠誠、友誼、豐盛意識、更高的開悟、信任以及祂的光，在你的頭部上方。
- 祂讓這顆翡翠緩緩下降，籠罩著你，直到你坐在或站在這顆巨大的乙太寶石的中央為止。
- 花好一會兒時間體驗這個情境。
- 然後在心裡呼喚一隻獨角獸，請求祂進入並啟動這顆宇宙級翡翠。
- 覺察到一隻純白色獨角獸，用祂的光之犄角觸碰這顆宇宙級寶石。
- 獨角獸的光填滿這顆宇宙級翡翠，吞沒你。
- 在靜默中吸收汲取，允許深度轉化發生。
- 你可以睜開眼睛，返回清醒的現實，或是繼續將這顆有獨角獸能量照亮的宇宙級翡翠傳送出去，幫助這個世界。

練習 43

運用獨角獸能量和宇宙級翡翠合作

- 讓宇宙級翡翠飄浮到醫院和療癒聖殿。讓翡翠下降，來到建築物上方，以較高階的療癒能量守住這些建築物。
- 將宇宙級翡翠傳送給某人，使這人保有完美的健康藍圖。
- 讓宇宙級翡翠飄浮到南非境內的豐盛大門桌山，讓桌山大大敞開，如此才能將豐盛意識散播到世界各地。
- 感謝大天使拉斐爾和獨角獸們。

結合獨角獸、大天使烏列爾、紅寶石

紅寶石光束（Ruby Ray）是結合代表行動的紅光、代表智慧的金光以及代表和平和高階溝通的藍光。

大天使烏列爾是紅寶石與金色的大天使，也是和平與智慧的天使。祂鼓勵準備好承擔銀河系際責任的人們成為銀河大師。

祂負責人類與地球的太陽神經叢脈輪的開發。紅寶石內含祂的濃縮能量，帶來自信、自我價值、智慧、採取行動的能力。

練習44

體驗被獨角獸照亮的大天使烏列爾乙太九維宇宙級紅寶石

- 讓自己沉浸在放鬆之中。
- 閃爍著紅寶石光芒的大天使烏列爾正在接近你。
- 祂拿著發光的深紅色紅寶石，將紅寶石當作禮物遞送給你。
- 帶著愛心伸出一手觸碰它。
- 然後在心裡說道：「親愛的大天使烏列爾，我請求你為我創造一顆空靈的九維宇宙級紅寶石。」
- 看見或感應到祂點頭同意。
- 當祂拿著那顆紅寶石在你面前時，請仔細看著紅寶石慢慢膨脹，在這個過程中，紅寶石顏色愈變愈淡。

➤隨著顏色愈變愈淡、愈變愈透明，紅寶石閃爍著光與信心。

➤大天使烏列爾請求你，要讓自己做好接收它的準備。

➤放輕鬆且善於領受。

➤緩緩的，祂舉起那顆巨大的宇宙級紅寶石，盈滿著和平、更高階的溝通、自信、自我價值、智慧、力量、祂的光的能量，在你的頭部上方。

➤祂讓這顆紅寶石緩緩下降，籠罩著你，直到你坐在或站在這顆巨大的乙太寶石的中央為止。

➤花好一會時間體驗這個情境。

➤然後在心裡呼喚一隻獨角獸，請求祂進入並啟動這顆宇宙紅寶石。

➤覺察到一隻純白色獨角獸，用祂的光之犄角觸碰這顆宇宙級寶石。

➤獨角獸的光填滿這顆宇宙級紅寶石，流經你全身。

➤在靜默中吸收汲取，允許深度轉化發生。

➤你可以睜開眼睛，返回清醒的現實，或是繼續將這顆有獨角獸能量照亮的宇宙級紅寶石傳送出去，幫助這個世界。

練習 45

運用獨角獸能量和宇宙級紅寶石合作

- 將有獨角獸能量照亮的宇宙級紅寶石，傳送到世界上人們遭到壓迫蹂躪的地方。
- 讓宇宙級紅寶石下降，籠罩著孩子們需要自信和自我價值的學校或其他地方。
- 請求獨角獸將宇宙級紅寶石放置在世界上有衝突的地方，為的是散發和平。
- 感謝大天使烏列爾和獨角獸們。

結合獨角獸、大天使加百列、鑽石

閃爍的鑽石白光束（Diamond-White Ray），攜帶著所有色光的特質。微微發著白光的大天使加百列，照管著整個世界的淨化。祂負責個人與地球的海底輪、本我輪、臍輪。透過海底輪，祂幫助人們找到平衡與自律；透過本我輪，祂幫助人們療癒並開發超然的愛；透過臍輪，祂帶來合一的宇宙性理解。鑽石是祂的光的物質形式，閃爍著純淨、喜悅、清明、永恆的承諾。

練習46

體驗被獨角獸照亮的大天使加百列乙太九維宇宙級鑽石

- 舒適的呼吸，直至你感到真正放鬆下來為止。
- 閃爍著純淨白光的大天使加百列正在接近你。
- 祂拿著一顆閃閃發光的奇妙鑽石，將這顆鑽石交給你。
- 帶著愛心伸出一手觸碰它。
- 然後在心裡說道：「親愛的大天使加百列，我請求祢為我創造一顆空靈的九維宇宙級鑽石。」
- 看見或感應到祂點頭同意。
- 當祂拿著那顆鑽石在你面前時，請仔細看著鑽石慢慢膨脹，在這個過程中，鑽石顏色愈變愈淡。
- 隨著顏色愈變愈透明，鑽石閃爍著彩虹的光。
- 大天使加百列請求你，要讓自己做好接收它的準備。

- 放輕鬆且善於領受。
- 緩緩的，祂舉起那顆巨大的宇宙級鑽石，盈滿著清明、純淨、喜悅、合一、無條件的愛、有能力做出明智的決定、祂的大天使之光的能量，在你的頭部上方。
- 祂讓這顆鑽石緩緩下降，籠罩著你，直至你坐在或站在這顆巨大的乙太寶石的中央為止。
- 花些時間體驗這個情境。
- 然後在心裡呼喚一隻獨角獸，請求祂進入並啟動這顆宇宙級鑽石。
- 覺察到一隻純白色獨角獸，用祂的光之犄角觸碰這顆宇宙級寶石。
- 獨角獸的光填滿這顆宇宙級鑽石，流經你全身。
- 在靜默中吸收汲取，允許深度轉化發生。
- 你可以睜開眼睛，返回清醒的現實，或是繼續將這顆有獨角獸能量照亮的宇宙級鑽石傳送出去，幫助這個世界。

練習 47

運用獨角獸能量和宇宙級鑽石合作

- 將有獨角獸能量照亮的宇宙級鑽石，傳送到世界上人們迷惘困惑且尋求清明的地方。
- 讓宇宙級鑽石下降，籠罩著難民營、監獄、學校或其他人們需要喜悅的地方。
- 請求獨角獸將宇宙級鑽石定位在被選定的地方，讓那裡的決策者擁有靈感和智慧。
- 感謝大天使加百列和獨角獸們。

結合獨角獸、大天使克里斯蒂爾、珍珠

發光的虹彩色珍珠光束（Pearl Ray）是向下發送到地球上的九維新光束之一，攜帶更高階的愛、純淨、和平、勇氣、基督之光。

大天使克里斯蒂爾是和平的大天使，照管「天琴座的星際之門」，也就是獨角獸進入這個宇宙的入口點。珍珠是祂的光的物質形式，洋溢著愛、關懷、養育、美、創造力、和

平、開悟、內在幸福的神聖女性特質。

大天使克里斯蒂爾負責人類和地球的因果輪（causal chakra）。負責海洋的天使大天使朱爾斯（Archangel Joules）也將祂的光添加到天然珍珠，因為珍珠圍繞著海洋中牡蠣內的一顆沙礫或某個異物形成。

練習 48

體驗被獨角獸照亮的大天使克里斯蒂爾乙太九維宇宙級珍珠

- 如果有可能，在這次連結之前，先喝一杯水，因為宇宙級珍珠屬於水元素。
- 允許自己沉浸在舒適、放鬆的狀態中，閉上眼睛。
- 想像你自己在某個月光照耀的夜晚，坐在平靜的海邊。
- 在閃爍銀白光中的大天使克里斯蒂爾，正站在你面前。
- 祂拿著一顆華麗的珍珠，珍珠發著光。
- 在心裡說道：「親愛的大天使克里斯蒂爾，我請求祢為我創造一顆空靈的九維宇宙級珍珠。」

- 看見或感應到祂微笑同意。
- 仔細看著那顆珍珠慢慢膨脹，在這個過程中，珍珠顏色愈變愈淡。
- 隨著珍珠變透明而且比較半透明，它閃爍著光與和平。
- 大天使克里斯蒂爾在心裡請求你，要讓自己做好接收它的準備。
- 放輕鬆且讓自己敞開來。
- 緩緩的，祂舉起那顆巨大的宇宙級珍珠，保有和平、神聖女性智慧、祂的光，在你的頭部上方。
- 祂讓這顆珍珠緩緩下降，籠罩著你，直到你坐在或站在這顆巨大的乙太寶石的中央為止。
- 然後海洋的天使，大天使朱爾斯·穿著祂的藍綠色長袍進入，用愛觸碰這顆宇宙級珍珠。感覺這個情境
- 現在在心裡呼喚一隻獨角獸，請求祂進入並啟動這顆宇宙級珍珠。
- 看見或感應到一隻純白色獨角獸，用祂的光之犄角觸碰這顆宇宙級寶石。
- 獨角獸的光填滿這顆宇宙級珍珠，流經你全身。

✓ 在深度的靜默中吸收汲取。

✓ 你可以睜開眼睛，返回清醒的現實，或是繼續將這顆有獨角獸能量照亮的宇宙級珍珠傳送出去，幫助這個世界。

練習 49

運用獨角獸能量和宇宙級珍珠合作

✓ 將有獨角獸能量照亮的宇宙級珍珠，傳送到世界上仍然是男性主導且需要神聖女性影響力的地方。

✓ 讓宇宙級珍珠飄浮進入海洋中，照亮並純化海水。

✓ 讓宇宙級珍珠停留在這個世界的上方，將它的光傳送給世界各地的女性，用神聖女性智慧觸動她們。

✓ 感謝大天使克里斯蒂爾和獨角獸們。

第27章
獨角獸與水晶

亞特蘭提斯人之所以能夠運用當時非凡的靈性技術，創建傳說中的黃金時代，他們對水晶的理解是因素之一。當時的大祭司（High Priest）和女祭司（Priestess）們教導，水晶具有可以被駕馭和運用的意識和能量。亞特蘭提斯人啟動水晶，照亮自己的住家、為交通工具提供動力、提供他們需要的所有能量。那個時代的許多水晶專家現在已經轉世，為的是將他們的特殊知識帶回到地球。

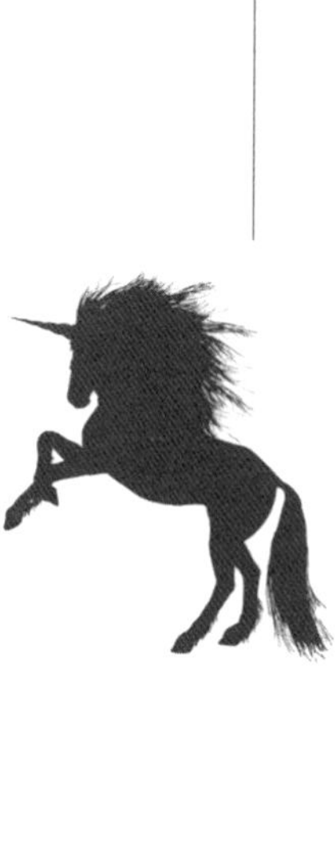

獨角獸水晶

透石膏

高度進化的亞特蘭提斯人與獨角獸互動，體認到水晶狀的透石膏與他們產生特殊的共鳴。我喜愛透石膏的乳白色柔軟，我有幾塊透石膏，擺在家中各處。我在門楣上和櫥櫃上放置了幾條小小的透石膏，好讓獨角獸能量流入，同時洗滌一下走過的人們。

透石膏不需要清洗淨化，因為它有一種內在的光輝。透石膏溶於水，所以不要把它放在戶外淋雨，或是長時間浸泡在浴缸內。

石英

獨角獸也愛透過石英（quartz）晶體與我們連結，這樣的石英具有純淨、清明的能量，可以輕而易舉的被編程。

如果與石英互動，你可能需要淨化石英。淨化石英的方法有許多種。你可以在石英上方演奏頌缽、吟誦神聖的「嗡」音、在水中沖洗石英、將石英置於生米之中、或是針對石英送風。你也可以用聲音為石英加持，或是將石英留在瀑布旁，或是置於戶外的月光下，尤其是滿月時。

使用獨角獸水晶

當你使用你的獨角獸水晶時，它便自動充滿基督之光，如此，你的獨角獸水晶將某人、某情境或某地方的低階能量拉出來，換上無條件的愛。

這裡有個例子。我認識某人，她住在一條無尾巷裡，鄰居們有好幾樁婚姻瀕臨破裂，還發生過一些暴力事件。她用獨角獸能量為一塊水晶加持，然後將那塊水晶放在一張她的居住地的街道地圖上，放在她住的那條路上。之後，不但那些仳離停止了，而且有些夫妻再次重修舊好。

設定你的意圖

無論你選擇使用哪一種水晶，都值得花一些時間決定——其實你真正希望獨角獸能量去完成什麼事。無論那是個人的願景，或是關於人類或地球的某件事，你專注聚焦過的意圖都是強而有力的。舉例來說，如果你在玩飛鏢，想要瞄準靶心，那麼想像你的投射物射中目標二或六勢必很荒謬。你想的一定是靶心。

一旦決定了你希望你的水晶與獨角獸能量完成什麼事，你可能喜歡將你的水晶貼在第三眼的位置，讓它好好參與你的工作。如果將水晶貼在喉嚨的位置，然後小聲說出或用想的表示你希望它完成的事，那麼你的水晶更是如虎添翼，然後將水晶貼在你的第三眼，持續片刻。

這裡有幾則建議：「我把這塊水晶用在與我的獨角獸連結。」或是「我打算運用這塊水晶好好發揮獨角獸能量，為我帶來更多志同道合的朋友。」

只要你的焦點是基於一切的至善，就可以將任何心願置於你的水晶之中。

根據恩典法則設定你的意圖

如果不確定你的心願是否是基於至善，請根據「恩典法則」（the Law of Grace）設定你的心願。舉例來說，如果你想要將療癒傳送給某人或某隻動物，請在恩典之下傳送，因為如果對方需要從疾病中學習，那麼療癒勢必違反他們的靈魂的命令。「恩典」意謂著，你已經釋放了讓那個人或那隻動物變得更好的任何個人渴望。你只是傳送了那股能量，然後放下。如此，你的小我不參與，因此不會招致業力。

另一個例子是，如果你想要購買某棟特別的房屋或得到某份特定的工作。同樣的，你應該在恩典之下設定你的意圖，因為可能有某個更高階的計畫。

當然，獨角獸做事絕不會違反任何人的高我的要求。然而，一旦祂們的能量連結到某塊水晶，那是威力非常強大的，魔法可能會發生。運用恩典法則是保護自己免於任何業力後果的方法。

一旦設定了你的意圖，你的獨角獸水晶將會在能量上運作，實現你的願景。你可以隨身攜帶你的水晶，或是把它放在某個特殊的地方。你可能會想要建立獨角獸水晶祭壇。

建立獨角獸水晶祭壇

祭壇是獻給「靈」的神聖地方。假使好好維持祭壇的意圖和純淨，祭壇就會散發出高階、強大的振動。

尺寸大小並不重要。就連小祭壇，例如架子的一部分或是一張小桌子，也可以發出很強的高頻光。祭壇也不必展示出來。如果你想要在臥室裡或辦公室內創建祭壇，可以將祭壇設置在抽屜裡——儘管祭壇設在這裡不是立即可見，但是同樣有效。

練習 50

建造獨角獸水晶祭壇

- 首先找到一個可以完全用來設置祭壇的地方，無論多小都行，可以在室內，也可以在室外。如果在室內，你可能喜歡在上面鋪一塊特殊的布，或許是金色的，或許是銀色的。如果這不可能，那就有什麼用什麼，因為意圖比物質的完美更加強而有力。如果在室外，大自然可以為你提供一處長滿苔蘚的角落，或是一塊平坦的石頭，或是花圃的一部分。

- 無論你的祭壇在室內或室外，如果被孩子、狗狗、狐狸或人們弄亂了，請保持鎮定、歸於中心、和諧融洽。要斷定，你現在可以創造更好的東西，而且即刻著手這麼做，當然，你可能得另外找個位置。
- 許多物品都適合你的獨角獸水晶祭壇。如果有可能，設法找到足以一一代表四大元素——火、土、風、水的東西。舉例來說，你可能喜歡增加一根蠟燭代表火，你也可以剪下一張有火的圖片、找到一隻小小的模型火龍，或是加一塊紅色的布。你可以使用鵝卵石（如果有可能，用白色鵝卵石）、水晶或一些泥土來象徵土元素。羽毛常用來代表風，但是你可能會偏愛蒲公英種子或鳥的圖片。一碗水或瓶中有水的鮮花可以象徵水。
- 祝福你喜愛的任何物品，例如貝殼、照片、揚升大師的圖片或獨角獸牌卡，將物品放在你的獨角獸祭壇上。
- 記得在那裡放置一塊經過加持的獨角獸水晶，這塊水晶的力量將會成倍增長。

第28章

啟動宇宙能量的獨角獸水晶陣

水晶陣（crystal grid）是啟動宇宙能量的強大象徵，可以造成巨大的改變。它可以簡單，可以複雜，也可以由或大或小的水晶或白色鵝卵石構成。最重要的是你置入其中的意圖。

獨角獸水晶陣是非常有效的。我曾經有一個紫羅蘭火焰獨角獸水晶陣，是由紫水晶、透石膏、白色鵝卵石組成的，布置在我的溫室裡的一張小桌子上。設置的意圖是：這個水晶陣會蛻變我家裡的任何負面能量。一天，一位朋友來喝咖啡，我們聊著各式各樣的事物。突然間，她問道：「那個水晶陣為什麼突然間亮了起來？」我解釋了那個水晶陣的用途，然後我們領悟到，我們一直在談論新聞上某樣相當可怕的東西。紫羅蘭火焰和獨角獸水晶陣忠於它的目的，蛻變了那個負面性。擁有類似水晶陣的某人告訴我，每當負面新聞

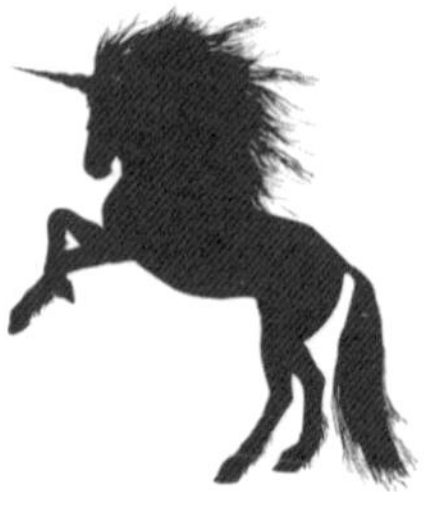

播出時，他的水晶陣就會啟動。

不要低估水晶陣的力量。有一次，我與一位同事正致力於某個營業項目，我布置了一個獨角獸水晶陣，把一切事物安排好，確實那個項目進展得非常順利。然後有一天，我看著水晶陣，斷定水晶陣看起來有點累且滿是灰塵，於是我把它拆了。隔天早上，我對我的同事有了新的體認。我以非常不一樣的觀點看見某些事物，而且整個項目突然失敗了。那個水晶陣已經完成了它的任務，我假設，當情況不再適合那事發生時，獨角獸巧妙的輕推我，鼓勵我釋放它。

建立獨角獸水晶陣

先決定你希望你的獨角獸水晶陣達成什麼，以下是幾個獨角獸水晶陣可以完成的工作示例：

- 讓你的家保持平安與和諧。
- 保有你想要發生的某樣東西的能量。
- 使你的脈輪保持在五維。

- 為你帶來完美的工作、計畫或住家。
- 幫助你顯化你的靈魂的渴望。

練習51

創建和啟動獨角獸水晶陣

顯化你的靈魂的渴望

- 決定你想要顯化什麼，確保顯化的內容為你帶來喜悅和靈魂的滿足。
- 把想要顯化的內容寫下來。這麼做讓內容變得清楚明確，為內容增添能量。
- 決定你的水晶陣應該是什麼形狀。你選擇的形狀，觸發實現你的意圖所需要的宇宙能量。簡單的圓形、正方形、三角形都是非常有效的。

11是非常神聖的數字，它表示在某個比以前更高階的層次將某樣東西帶進來，而且吸引能量，實現靈魂的渴望。因此，你可以採取下述步驟，用11的振動創建和啟動這個水晶陣：

- 選擇11根透石膏或白水晶，或是11顆白色鵝卵石。不管是哪一種水晶或鵝卵石，都仔細沖洗，好好祝福。我喜歡雙手握住那些石頭、鵝卵石或水晶，請求獨角獸祝福它們。

- 放置一顆特殊的卵石或水晶，然後將其他卵石或水晶繞著它排成圓形、正方形，或你選擇的任何形狀。創建感覺適合的任何幾何形狀。
- 如果你有透石膏條或列穆里亞棒或石英棒，要讓它們從你的水晶陣中散發出來。
- 要發揮創意，依照你的意願布置水晶陣。白色鮮花和一根白蠟燭與獨角獸的純淨一起優美的振動，因此它們將會增強水晶陣的能量。
- 閉上眼睛，祈請獨角獸。
- 然後用水晶棒或你的手指頭觸碰每一塊石頭或水晶。
- 從中央取出那塊石頭，輕輕的捧在呈杯狀的雙手中。
- 將白光緩慢的吸入你體內，且在每一次呼氣時，讓白光填滿你的氣場。
- 知道白光正在進入水晶陣，啟動顯化你的靈魂渴望。

獨角獸宇宙級鑽石紫羅蘭火焰水晶陣

紫羅蘭火焰，由大天使薩基爾（Archangel Zadkiel）與「文明之主」聖哲曼（St Germain）掌管，是非常強大的蛻變工具。在亞特蘭提斯的黃金年代期間，人人使用紫羅蘭火焰幫助保持能量純淨和清明，因為紫羅蘭火焰燒毀且轉化所有低階頻率。當亞特蘭提斯的光減弱時，紫羅蘭火焰被收回，不在一般用途之列，因為無法再信任人們可以基於至善使用紫羅蘭火焰。在一九八七年的「和諧匯聚」時，全世界許多人為了協助人類而祈求，於是聖哲曼請求「本源」讓紫羅蘭火焰回歸。

幾年之內，紫羅蘭火焰與「恩典與和諧的銀色火焰」（Silver Flame of Grace and Harmony）合併，然後與金色光束合併，形成「金銀紫羅蘭火焰」（Gold and Silver Violet Flame）。二〇一五年，作為協助人類揚升的超讚禮物，大天使加百列與大天使薩基爾合併了祂們的能量，創造出「宇宙級鑽石紫羅蘭火焰」（Cosmic Diamond Violet Flame），那是一種非常純淨的高頻能量。大天使加百列的鑽石，切碎並驅散不再為更大的善服務的任何東西。獨角獸與純白的大天使加百列一起完美的振動。

大天使薩基爾的能量被封裝在紫水晶之中，因此，如果你可以為這個水晶陣找到某塊紫水晶來錨定紫羅蘭火焰，那就太好了。不過，紫水晶並不是必不可少。

紫羅蘭火焰大大開啟我們的能量中心，所以每當我祈請它的時候，總是召請「基督的金色光束」（**Gold Ray of Christ**）作為防護罩。如果你有一塊保有基督之光的黃水晶或小黃水晶碎石，它將為你的水晶陣增添保護。

這個水晶陣的象徵是一個六角星，中央是紫水晶。若要布置六角星，我發現容易而有效的做法是，先創建一個**X**，然後用透石膏條製作一條向下穿過**X**的垂直線。我喜歡添加一塊黃水晶碎石，引入基督的金色光束，以及一顆代表大天使加百列的赫基莫鑽石（**Herkimer diamond**）。但是即使只是用花園裡的鵝卵石製作，你聚焦的意圖的力量，也會使這個獨角獸水晶陣變得非常有效。

練習 52

創建並啟動宇宙級鑽石紫羅蘭火焰水晶陣

▼ 選定你的意圖。以下有一些可能性：

- 為了蛻變你周圍的任何低階振動，然後是為了提升頻率，好讓獨角獸可以幫你保持在第五次元中。

- 為了在家中、辦公室內或地球上的某個特定區域，保有宇宙級鑽石紫羅蘭火焰，以便清除低階能量，讓那個地方保持在較高的頻率。
- 為了讓某個情境或某人沐浴在宇宙級鑽石紫羅蘭火焰之中。

在建立水晶陣且邊放置水晶或卵石邊祝福它們的過程中，聚焦在你的意圖上。請記住，鮮花、蠟燭、適合的照片和聖像，全都會為你的水晶陣增添光芒。

- 祈請大天使薩基爾與加百列、基督之光與獨角獸，請求祂們與你的水晶陣合作。
- 依次觸碰每一顆石頭或水晶，在心裡祝福和感謝它們，藉此啟動水晶陣。你可以用一根水晶棒、一顆列穆里亞水晶或你的手指完成這個程序。
- 讓你的宇宙級鑽石紫羅蘭火焰水晶陣完成它的工作。
- 每天，或是當你覺得需要推它一把的時候，帶著意圖觸碰那些石頭，藉此為水晶陣重新加持。

製作用來祝福和療癒的獨角獸水晶陣

這個獨角獸水晶陣為你帶來獨角獸祝福和療癒，你還可以把它設置成專門發送祝福和療癒給他人。

獨角獸運用你為了完成你的靈魂使命所需要的特質祝福你。

二〇一五年以前，只有七維獨角獸能夠幫助人類。現在，連結到這樣的水晶陣，九維和十維獨角獸也可以幫助你。

啟動用來祝福和療癒的獨角獸水晶陣

設定你的意圖

- 你的意圖可能是療癒和祝福自己，或是提供療癒和祝福給另外一個人，或是一群人，或是某個情境或地方。你可能想要療癒業力或祖先的創傷，或是想要祝福自己或別人的神性使命。你可能甚至請求為你自己、某位政治人物、某位學校行政人員，或做出決定的任何團體帶來開悟。
- 當你已經選定你的水晶陣的目的時，請點燃一根蠟燭。
- 再一次，你可以創造你想要的任何形狀。我喜歡以長三角形的形式製作這個特別的水晶陣，以此映照出獨角獸犄角的輪廓。然後我從中散發透石膏條，允許心願或意圖可以被傳送出去。

創建儀式，為你的意圖灌注更大的力量

儀式是非常強而有力的，你可能想要創建儀式來增強你的意圖的效力。幾個人一

起合作將會增強這個水晶陣的啟動，然後儀式或典禮將會為水晶陣增添能量。

確保你在淨化過的高頻空間中工作。為了達到這個目標，你可能喜歡：

- 召請宇宙級鑽石紫羅蘭火焰，以此蛻變任何低階能量，照亮這個區域。
- 請求火龍燒掉任何低階能量，在水晶陣周圍安置一道乙太防火牆。
- 用線香、拍手或天使噴霧淨化空間。
- 用水晶碗、低吟、唱頌或音樂來提升頻率。
- 點蠟燭或添加鮮花。
- 新增任何儀式性的東西，只要感覺適合你。

祈請獨角獸

如你所知，如果你送出邀請獨角獸的想法，一隻獨角獸會來到你身邊。不過，關於這個水晶陣，你可能希望帶著意圖做出如下的特殊祈請。

- 祈請獨角獸三遍，用下述言詞，要麼在心裡祈請，要麼大聲說出來：「我現在祈請獨角獸、獨角獸、獨角獸。」
- 停頓一下，然後說出這段禱詞：「請把祢的能量連結到我，再將我鏈接到水晶陣，如此，我才可以使用祢為一切至善啟動的療癒和祝福。所願如是，祈請完成。」

啟動水晶陣且為水晶陣增添能量

- 在水晶陣上方握住你的雙手，為水晶陣增添能量。
- 用一根水晶棒觸碰每一塊石頭或水晶。
- 記得要感謝獨角獸們。

你可能也喜歡運用下述觀想：

練習54

為用來祝福和療癒的獨角獸水晶陣增添能量

- 坐在你的獨角獸水晶陣附近，拿著一根水晶棒，閉上眼睛。
- 想像滿月的光輝，用神奇的乳白色光沐浴著你內在景象。

- 召請獨角獸，安靜的等待，等待一隻獨角獸沿著一道月光飄向你。
- 感受祂的愛、和平、安詳、喜悅。
- 祂從祂的犄角將陣陣的祝福傾瀉在你身上。要放輕鬆，讓祝福填滿你的能量場。知道你內在的某樣東西正在被喚醒。
- 需要多少時間說明你對療癒和祝福的請求，以及為誰請求，就花多少時間好好解釋。
- 當你完成時，那隻巨大的純白色獨角獸低下頭來，讓祂的犄角觸碰你拿著的水晶棒，用你呼求的祝福和療癒能量填滿水晶棒。
- 現在，一道純淨的白光出現在你身邊。
- 你的獨角獸邀請你騎上祂的背，祂跪下來，讓你可以輕而易舉的爬到祂身上。
- 你和獨角獸輕盈的移動著，快樂而安全的直接沿著那道光向上，穿越一個個次元，直至你看見向上通到「本源之光」（Light of Source）的台階為止。
- 光輝燦爛的熾天使迎接你，在你上方唱歌。你將你的水晶棒交給其中一位熾天使，那位熾天使帶著水晶棒進入神聖的臨在。

- 終於，那位熾天使再次出現，而你看見你的水晶棒是有意識的，它發著光。
- 那位熾天使將水晶棒交給你，祂的雙眼以最純淨的愛注視著你。
- 那隻獨角獸帶你沿著那道光向下，回到你們開始的起點。
- 感謝祂來到你身邊，帶領你踏上這趟旅程。
- 睜開眼睛，好好覺察你手中的水晶棒。
- 當你準備就緒時，將水晶棒放進水晶陣中。
- 在接下來的幾天和幾週，好好放輕鬆，允許獨角獸們和水晶陣基於一切的至善，與宇宙的能量合作互動。

第四部

獨角獸連結脈輪

第29章

獨角獸照亮你的十二個脈輪

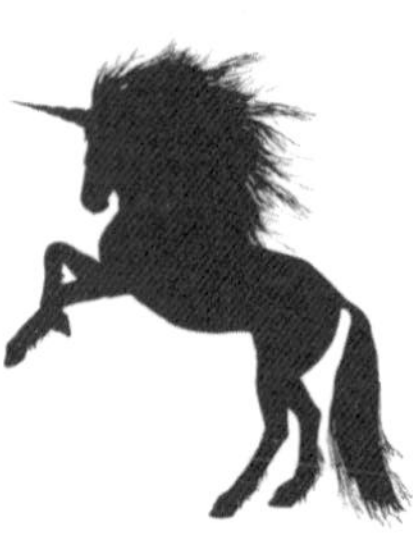

在亞特蘭提斯的黃金年代，每一個人都有十二個完全運轉的脈輪，在第五次元的高階層級振動。這使亞特蘭提斯人能夠活在愛、平安與和諧之中，也讓他們全都能夠享有進階的心靈天賦，能夠發展靈性技術令人讚歎的力量。

自亞特蘭提斯隕落以來的一萬年間，我們一直生活在三維世界裡，而且一直只有七個小型的低頻脈輪活躍著。現在，我們正在認真的為新的黃金時代做準備，許多的地球人正以一種比較靈性的方式生活著，正在錨定我們的十二個五維脈輪。到了二〇三二年，幾乎每一個人都必須讓十二個脈輪全數打開且被啟動活化。

在一千五百年的亞特蘭提斯黃金年代期間，每一個人都覺察到身邊有閃閃發光的白色靈性獨角獸。這些光之存有用祝福澆灌所有亞特蘭提斯的居民，幫助他們保持自己的純淨。每一個人都知道自己個人的獨角獸，這些獨角獸幫助他們的脈輪保持清澈和敞開。在守住黃金年代的振動方面，這是重要的因素之一。

在我們邁向從二〇三二年開始的全新水瓶座黃金時代的過程中，獨角獸們將會連結那些讓自己的靈性中心與現在流入地球的高階頻率連成一氣的個人。最近，獨角獸們同意了與我們的脈輪互動。在二〇三二年過後不久，祂們已經與大部分的人們連結，可以照亮這些人，使他們踏上揚升之路。

獨角獸們協助建立
十二個五維脈輪。

獨角獸如何幫助你的脈輪開展？

獨角獸自然而然的與大天使合作，祂們掌握你的每一個脈輪的藍圖、潛力和最高可能性。大天使支持、啟動、照亮每一個中心，同時獨角獸將能量從祂們的犄角導引進入每一個脈輪，為脈輪增添能量且照亮每一個脈輪。祂們尤其與眉心輪和心輪互動，但是祂們也可以推動所有的脈輪。祂們還將光灑入你們的能量場，如此加速脈輪的轉化。祂們以許多種方式幫助你們的脈輪開展。

擴展

當獨角獸將祂的力量送進你的其中一個脈輪時，祂不只是照亮脈輪，還擴展脈輪。舉例來說，直徑三十公分的脈輪可以變成直徑六十公分的脈輪。在發光的靈魂中，脈輪甚至可以變成一公里寬，能量的獨角們向外伸展，進入宇宙。你的靈性能量中心的範圍是無限的。

提純淨化

每一個脈輪都有一定數量的花瓣或密室，內含你必須著手處理且精通嫻熟的功課和經驗，然後那個脈輪才能夠完全開啟。當獨角獸將祂們純淨、閃爍的白色能量注入你的脈輪時，只要那些密室的門是開著的，能量就可以進入密室，提純淨化密室內需要被清洗的任何東西。

平衡

就連在亞特蘭提斯金黃璀璨的年代，脈輪也可能變得不平衡，而且這是任何不適或健康不佳的起因。當時，神職人員能夠使脈輪回復平衡，達致完美的健康，而獨角獸（以及神廟裡的貓）時常會因此出手幫忙。即使是現在，如果你只是稍微偏離中心，你的獨角獸也可以重新校正你的脈輪。

點燃更高的可能性

在你的能量中心之內，保存著更高可能性的密鑰和密碼。大部分的人類並沒有充分體認到，被編碼在自己之內或自己真實本性裡的潛能，何況這可能需要大大增加獨角獸能量，才能讓人們的真實之光顯露。

維持高頻

如果你置身在能量低的地方或人群中，要維持高階振動可能是充滿挑戰的。如果你處在這樣的情境裡，不妨召請獨角獸，因為獨角獸可以將祂們有珍珠光彩的光新增至你的所有能量中心，如此一來，無論你的環境是什麼樣子，脈輪都可以維持著高階頻率。

如果情緒低落來自你內心，例如因為失落或失望，不妨請求獨角獸幫你保持穩定。

帶來智慧

幾乎可以肯定的是，你有權取用的內在智慧多過你所意識到的。有時候，人們深陷在自己的模式或自我價值的觀念裡，以至於沒有深入探究自己的知曉。但是獨角獸的神聖女性光芒，讓你可以啟動且帶出蘊藏在你的脈輪內的智慧。

開發心靈能力

我們都具有特異功能，但是大部分的人並不信任自己的本能和直覺。心靈連結的最大根源在於你的心輪。當你與獨角獸互動時，祂們使你能夠帶出你的心的知曉和智慧。

照亮十二個脈輪

獨角獸將會送出一束高頻光，穿透你的十二個脈輪，光輝燦爛的照亮全部的脈輪。

宇宙級脈輪

行星和恆星是宇宙的脈輪。有些行星和恆星，例如獵戶座，是完全揚升的。其他的行星和恆星，例如天狼星，只有一個已揚升的面向。如前所述，天狼星的已揚升部分叫做「拉庫美」。

你可能早已將你的個人脈輪連結到宇宙脈輪了。如果你好好研究本章，你就已經準備好迎接下一步，也就是允許獨角獸建立雙向的連結。

> 獨角獸建立雙向連結，
> 從你的個人脈輪連結到宇宙級脈輪，
> 而且啟動你內在的宇宙密碼。

和宇宙脈輪建立雙向連結

獨角獸可以照亮你個人脈輪中的密碼，讓脈輪可以向外延伸，連結到它們的宇宙脈輪。然後獨角獸能量可以增強從那顆恆星返回到你的連結，如此，你就可以下載恆星的信息和智慧。

舉例來說，獨角獸能量可以照亮你的「地球之星脈輪」中的密碼，使這個脈輪能夠鏈接到海王星，以及海王星的已揚升部分陶提雷（Toutillay）。然後祂們可以護持從陶提雷向下流到你的地球之星脈輪的能量，點燃那裡的高階密碼。我將在接下來的章節中針對這點進一步詳述。

我曾在別的地方分享過，有一次，我以靜心冥想的方式在樹林間漫步，然後不由自主的，我的十二個脈輪全數開啟。突然間，一束束的光從我的每一個脈輪向外伸展，連結到相應的恆星，而我的能量場變得十分巨大。獨角獸們將這股能量，塑造成一顆巨大的宇宙級靈球體，而且在那個令人讚歎的時刻，我領悟到，我們本身就是恆星，而且連結到一切事物。

現在獨角獸們正在增添能量，
激勵來自恆星和行星的知識和智慧回歸，
如同祂們在亞特蘭提斯的黃金年代所做的。

第30章
獨角獸與地球之星脈輪

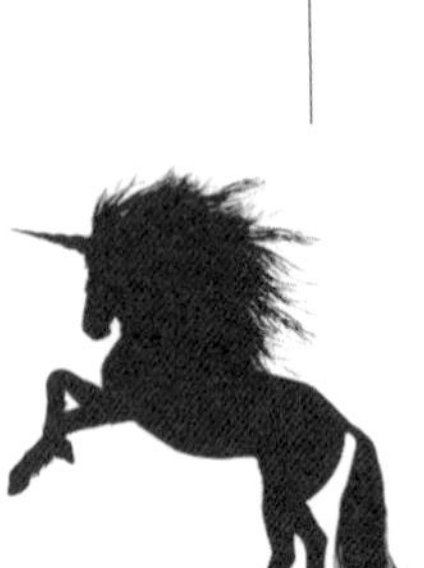

大天使聖德芬負責開發你的地球之星脈輪（Earth Star chakra）。祂被譽為高個子天使之一，因為祂的能量從地球的中心向上直達「神格」。祂的雙生火焰大天使麥達昶是另一位高個子天使。

你的地球之星在你的雙腳底下，它現在是且始終是五維的。它在亞特蘭提斯隕落時被收回，當時的地球再也無法維持那樣的高階頻率。現在地球之星脈輪已經還給我們了。當你透過靈性的修煉和純淨的意圖，讓地球之星脈輪變得宏大莊嚴時，大天使聖德芬便開啟地球之星的光，於是這個脈輪變得難以置信的強而有力。

你的地球之星脈輪是你揚升時扎根接地的脈輪。當你是沒有神聖志向的三維人的時候，你正居住在一間靈性小屋裡，因此你的海底輪為你提供了充足的根基。然而，當你與天使和獨角獸們連結且開始揚升時，你的目標是要建造一座屬靈的摩天大樓或城堡。然後你需要一個又大又深且堅實許多的根基，直達蓋亞夫人的心。你的地球之星脈輪是那個五維的基礎，是最美麗的地方，那裡保存著你的化身和你的神性潛能的藍圖。

假使你邀請獨角獸祝福和照亮你的地球之星，
你就創造出一座樂園。

當你的地球之星脈輪頻率提升時，它會改變顏色。它從黑白色開始，然後變成深灰色，接著是較淺的灰色，最後，當它完全清醒時，閃爍著閃閃發光的銀色。

你的地球之星也是關於你與地球以及與蓋亞夫人的關係，它內含三十三間密室，每一間密室都有一堂你要學習的功課。你可能已經在其他前世中，嫻熟掌握了部分或全部的功課，假使情況如此，那些特定的密室將是敞開且被照亮的。

獨角獸可以使密室內已經亮起來的光照耀得更加明亮，這使你能夠看見更多你的神聖藍圖，也因此看見你的潛力、天賦和才華。如果你定期與你的地球之星脈輪互動，請求獨角獸啟動你的神性潛力的密鑰和密碼，這個脈輪將會大大推進你的揚升旅程。

你的光柱重歸一體

當你的十二個五維脈輪全都被建立起來、平衡妥當、增添能量、予以啟動，它們便形成一根重歸一體的光柱。獨角獸讓祂們的純淨能量，大量流經這根經過整合的光柱，接著這股能量向下流進你閃閃發光的銀色地球之星，然後大幅擴展，用珍珠色彩的光芒照亮。

中空地球

當來自你的統一光柱的能量，大量湧入你的地球之星脈輪時，它傾瀉而下，流過金黃璀璨的根部，進入瑟若佩斯·貝在「中空地球」內的「金色水晶金字塔」。這位強大的揚升大師，在這裡收集這個世界每一個人的地球之星能量，將能量傳遞給三位強大的天使存有，照亮地球和這個宇宙的「雷伊線」（ley lines，譯註：指地球各歷史建築與重要地標畫出的對齊直線，有人相信這是地球的能量線）。這三位天使存有，是地球的君王兼賦予地球靈魂的九維天使蓋亞夫人、具有熾天使振動的洛基爾（Roquiel），以及大天使潔西莎（Archangel Gersisa）。祂們在地球的中心工作。我們往往認為地球的中心是岩石或氣體。

事實上，這個中空的地球脈輪，是一座難以想像的浩瀚而輕盈的七維樂園，有它自己的太陽。

連結到宇宙的地球之星

當來自你個人的地球之星脈輪的光足夠明亮時，你的獨角獸便促進一份純淨的連結，從你的地球之星脈輪，連結到海王星以及海王星已揚升的部分陶提雷。亞特蘭提斯和列穆里亞的高階知識、信息和祕密被保存在這裡，在一顆神聖的靈球體裡面。

下一步是讓獨角獸能量觸及並點燃在這顆神聖陶提雷靈球體裡面的火焰。然後魔法發生，亞特蘭提斯和列穆里亞的神性智慧，沿著那道獨角獸光向下傾瀉，注入你的地球之星脈輪。然後你幫助地球和許多人們踏上他們的揚升路。你變成工具，將亞特蘭提斯和列穆里亞的「明光」（Great Light）歸還給地球。

以下觀想可以幫助你建立這個連結：

練習 55

將你的地球之星連結到海王星

- 找到一個你可以安靜下來、不受干擾的地方。
- 閉上眼睛，好好呼吸，讓自己進入你的內在世界。
- 聚焦在你雙腳底下的地球之星脈輪，把它看作一顆巨大的球，它是什麼顏色呢？
- 大天使聖德芬穩穩托住這顆球。
- 你現在位於地球之星脈輪的中心，可以看見那只藏寶箱，內含你的神聖藍圖與神性潛能。藏寶箱有多大呢？它是打開的？還是闔上的？
- 你可以看見三十三間密室從這個脈輪的中心盤旋而出，有多少間密室的門是打開的？多少間是關閉的？
- 祈請你的獨角獸，祂立即站在你面前，用白光照亮你的地球之星脈輪。
- 然後祂帶你到海王星，在那裡，強大的海王星大師們，十二位照管海王星的偉大宇宙存有，熱情的迎接你。
- 祂們指向一扇大門，大門敞開，通向「海王星內部」（Inner Neptune），也就是海王星已揚升的部分陶提雷。

- 你進入一間密室，裡面盡是亞特蘭提斯和列穆里亞的祕密和神聖知識，你可以盡情取用，好好吸收你準備好要接受的東西。
- 你的獨角獸現在散發出一道白光，穿過宇宙，到達你的地球之星脈輪。
- 古老智慧的密鑰和密碼，沿著那道光向下注入你的藏寶箱，藏寶箱大大敞開，它現在多大呢？
- 先前關閉的密室現在正在開啟。
- 從你的寶藏箱中取出你的神聖藍圖，看見它被照亮了。
- 隨著光傾瀉而下，穿透你的地球之星脈輪，進入中空地球的金色水晶金字塔，你感應到你的整個地球之星脈輪逐漸擴展。
- 瑟若佩斯．貝收集那光，將它傳遞給蓋亞夫人、熾天使洛基爾、大天使潔西莎。
- 祂們接受那光，將光散布在雷伊線附近。
- 整個地球逐漸亮了起來，脈動著新的能量。
- 好好放鬆片刻，然後睜開眼睛。

第31章

獨角獸與海底輪

人類海底輪（base chakra）位於脊柱的基部，近年來產生了急劇的改變，從三維的紅色轉化成宏大的五維白金光。這個基底中心曾經是數千年來的根基，在這段期間，人們非常仰賴家庭和當地社區作為自身安全保障的根源。不斷變化的世界，已將大量這樣的根源連根拔起，強迫個人建立更深入的靈性基礎。信任靈性世界，是邁向開悟與揚升的一個步驟。

海底輪是由大天使加百列照管，祂是純淨、喜悅、清明的純白色大天使。因為是純淨的白色，所以大天使加百列與獨角獸有種天生的親和力。當獨角獸將祂們的光添加到大天使加百列的能量的時候，光變成半透明的鑽石，在某個更高的頻率振動。這使得大天使加百列開發的脈輪能夠移動得更加快速，進入更高階的揚升。

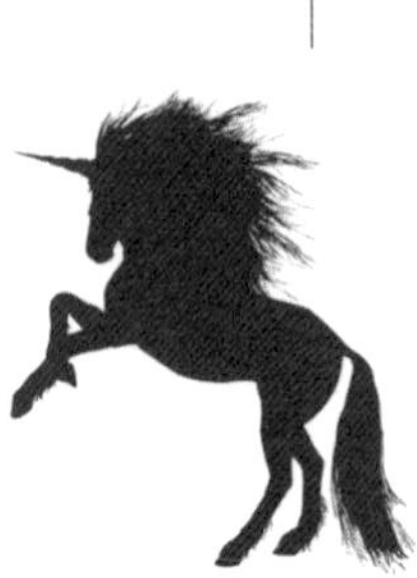

當你的五維能量變得更強時，你的基底中心便散發出更多的白金光。當這種情況發生時，你感到快樂、和諧、安全，它幫助你理解你真正的宏大。

海底輪被稱作靈魂的活動中心，因為當它持有白金光的時候，你就可以開始與你的高我融合，達成靈性的開悟。當獨角獸將祂們無可言喻的光新增至這個脈輪時，你的昆達里尼流動得更迅速、更輝煌，幫助建造你的意識橋梁「安塔卡拉納」（Antakarana），那是通往你的「單子」、最終達到「本源」的彩虹橋。

海底輪的密室

海底輪只有兩間密室。一間是關於男性能量，另一間是關於女性能量。女性能量包括愛、慈悲、智慧、關懷、養育、沉思，以及具有整體的視野。男性能量包括思考、行動、決策、供給、向前邁進。海底輪的目標是使這一切保持平衡，當它們完美和諧的一起運作時，能量從你的地球之星自由的向上流動，滋養你海底輪中的所有能量。

你的海底輪也是你對物質保障的信念所在，因此，如果這裡有失衡的狀態，那麼這個中心必是緊張的，脊椎的基部一定會繃緊。這可能會阻礙你的繁榮昌盛的流動。

若要舉例說明平衡的海底輪，那就是，當你的男性能量提供而女性能量滋養你的時候，或是當男性能量思考而女性能量增加智慧的時候。於是你擁有內在的均衡，你的海底輪放鬆下來。

雖然獨角獸包含神聖女性，但祂們卻是完全平衡的，而且當獨角獸將光注入你的海底輪的時候，可以創造完整圓滿。

昆達里尼

昆達里尼（kundalini，譯註：又稱「拙火」、「靈量」）或生命力，有時候被比作蜷縮在海底輪裡的一條蛇，在你醒悟到開悟之際，準備好騰然升起，貫穿脊椎。另一個類比是在土壤中等待的種子，一旦條件適合，便發芽、生長。當你敞開來迎接更高的頻率時，這種情況就會發生。當你邀請獨角獸能量進入你的海底輪的時候，此舉有助於讓那裡的肥料更加肥沃，如此，在昆達里尼升起的時候，就可以得到完美的滋養和護持。

土星與靈性紀律

海底輪是你學習和落實「靈性紀律」的地方。當你完善海底輪的時候，就等於嫻熟掌控你的心智、情緒和身體的各個面相。靈性紀律的能量，目前正從土星的已揚升面向「奎奇」（Quichy），被錨定在這個宇宙裡，這是你的真實力量的基礎。

聖哲曼和梅林（Merlin）是同樣的靈魂，跟祂們一樣的大師都源自於土星。祂們培養了靈性紀律的特質，那使得祂們能夠成為難以置信的魔法師和煉金師。聖哲曼達成了不死，且以聖哲曼伯爵（Compte de St Germain）的身分又活了三百年，為的是幫助這個世界。好幾個世紀以來，祂都是執掌第七道聖光（the Seventh Ray）的大師，亦即執掌禮儀秩序、魔法和儀式的紫羅蘭光束。現在祂在銀河聯邦理事會任職，又是「文明之主」，那是這個宇宙裡的最高職位之一，祂也是土星的九位大師之一。

託聖哲曼的福，
靈性紀律的特質才被編碼進入你的五維海底輪，
那是你獲得更高開悟和覺照精通的基礎。

獨角獸能量有助於提升海底輪的頻率，讓海底輪錨定在土星以及土星的已揚升面向奎奇，如此，你就可以取用那些密碼，將它們帶回到你的海底輪，然後好好啟動你的海底輪。當你這麼做的時候，你體驗到完全的信心和至福，因為這些正是嫻熟精通的獎勵。

練習 56

將你的海底輪錨定在土星

- 找到一個你可以不受干擾的空間。
- 運用呼吸從上到下安撫你的脊椎，允許脊椎的基部放鬆。
- 將你的海底輪看作是一顆白金球，注意這顆球有多大。
- 在純淨白光中的大天使加百列，正站在你身邊。
- 祂在你的海底輪中放置了一個完美平衡的陰陽符號。
- 你放輕鬆，感應到它將一切帶入均衡。
- 你的獨角獸為你創造了一顆微微發亮的半透明白光球，將白光球放置在你的海底輪中。
- 白光球使得一道光能夠向外延伸到土星。

✓你與你的獨角獸一同飛行，沿著那條鏈結向上來到土星，那裡有八位偉大的土星大師等待著，祂們身著黑色長袍，頭戴金質王冠。

✓祂們歡迎你，帶領你穿過一扇光門，進入土星的已揚升面向奎奇。

✓在這裡，第九位土星大師聖哲曼等待著，祂散發著紫羅蘭和白金色光。

✓祂檢查你的氣場和你的生命，然後詢問你是否已經準備好欣然接受靈性紀律。

✓如果你已經準備好，祂便點頭。

✓祂將一根紫羅蘭火光的桿子向下插入你的脊椎，進入你的海底輪，然後觸碰你的第三眼，注意這感覺起來如何。

✓感謝祂，然後乘著你的獨角獸返回到你的海底輪。

✓注意你的海底輪中的昆達里尼能量是否已然增長。

✓以你覺得適合你的任何方式滋養你的海底輪。

✓看見來自奎奇的光之密碼，在這個脈輪中逐漸亮起，知道新的力量正在被啟動。

第32章

獨角獸與本我輪

薦骨中心（**sacral center**，即「本我輪」）是人類最具挑戰性的中心之一。本我輪（**sacral chakra**）和臍輪是兩個分開的脈輪，包含在一個大脈輪之中，全部由大天使加百列照護。本我輪和臍輪各有十六間密室，被包含在第三十三間密室中。

本我輪跟我們所有的脈輪一樣，也踏上它自己的揚升旅程。最終，超然的愛是它的重點。

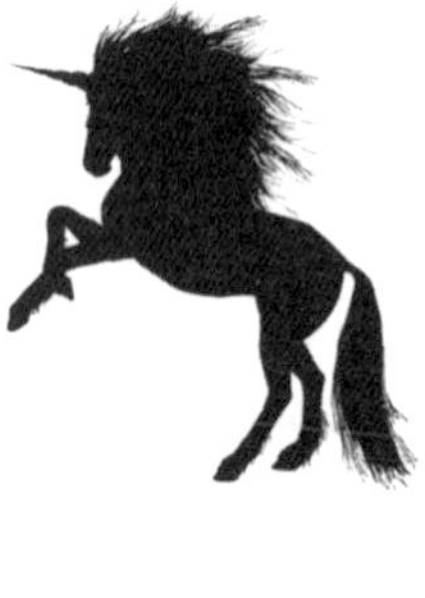

本我輪的心魔

本我輪的前五間密室被卡住或堵塞的人，在情感上是需索無度且沒有得到滿足的。他們利用性慾控制或操縱，例如，兒童色情或盯梢他人，或是位居要津且在性方面濫用職權，但是這些人本身時常感到軟弱無力。他們需要校正對準心輪。目前，一大波的光正在從靈界被導引至人類，為的是讓這種心魔浮上檯面，提升本我輪的頻率。獨角獸之類的天使存有，無法將祂們的能量下降到那麼低的層級，因此，比較恰當的做法可能是，請求巨龍清除集體本我輪的黏性，釋放黑暗，如此，獨角獸才能夠蛻變本我輪。

接下來的四間本我輪密室，是人們尋求情緒平衡的地方，但是害怕承諾或需求成為本區關注的核心。其他中心高度進化的人們，往往就是因為這幾間密室而垮台。

真正的關懷

當本我輪開始發展時，它發出微弱而穩定的光，當你逐個進入接下來的密室時，你升起一種本能的渴望，要幫助他人，待人如友，發自內在真正的關懷。

最後一間密室，是關於護持嬰兒進入化身為人的過程。在亞特蘭提斯的黃金時代，整個家族時常靜心冥想，為的是找到他們最能夠服務哪一種靈魂。大家都了解，照顧孩子是整個社區的特權、榮譽和靈性任務。因此，你可能沒有自己的孩子，但是如果你仍然需要學習這間密室的功課，而且在其他前世還沒有完成這門功課，那麼肯定會為你提供照顧孩子的機會。

超然的愛

當本我輪是完全五維的時候，它閃爍著超然的愛（transcendent love）、半透明的淡粉紅色。這個時候，你已經學會了本我輪所有的功課，你的關係、你的家庭生活、你的性生活，全都散發著和諧的光芒。當獨角獸觸碰到這個脈輪時，那裡的光迸發出更高階的愛和喜樂，而且更高階、更純淨的元素被添加到你的關係中，因為這股獨角獸能量帶來純淨的基督之光。

天狼星與拉庫美

宇宙的本我輪，是天狼星以及天狼星的已揚升面向拉庫美，這裡藏有基督之光的密鑰和密碼，以及未來的靈性科學和技術。當你個人的本我輪與天狼星連結在一起的時候，你下載密鑰和密碼，幫助地球前進。當你連結到拉庫美的時候，你接收到基督之光的恩典。

觀音

觀音是偉大的中國女神、女性大祭司和巨龍大師，她與本我輪息息相關，而且努力耕耘內在層面，將她無可言喻的粉紅的愛注入關係之中。

練習57 與天狼星和拉庫美連結

- 找到一個你可以放鬆下來、不受干擾的地方。
- 聚焦在你的本我輪，將它視為一粉紅色能量球。
- 進入它，覺察到它的十六間密室。注意是否有任何人或任何的執著依戀，需要被清除或釋放。
- 祈請你的獨角獸，然後放輕鬆，讓獨角獸將純淨的白光注入那些密室。
- 感覺或感應到那些密室亮了起來。

- 你準備好要移除掉的任何東西，都會被分離出去。
- 把光從你的本我輪傳送出去，送到天狼星以及天狼星的已揚升面向拉庫美。
- 與你的獨角獸一起行進到拉庫美。
- 美麗的觀音在柔和閃爍的粉紅光中等待著。
- 她與你的獨角獸一起融合祂們的光，在那裡從那顆金球取用九維的基督之光。
- 祂們將你包裹在超然的愛的粉紅色、白色和金色光芒中。呼吸，將這光吸入。
- 祂們正在使你覺醒到更高階的愛。
- 終於，你的獨角獸與你一起返回到你的本我輪，而你用愛的密碼填滿你的本我輪。

第33章

獨角獸與臍輪

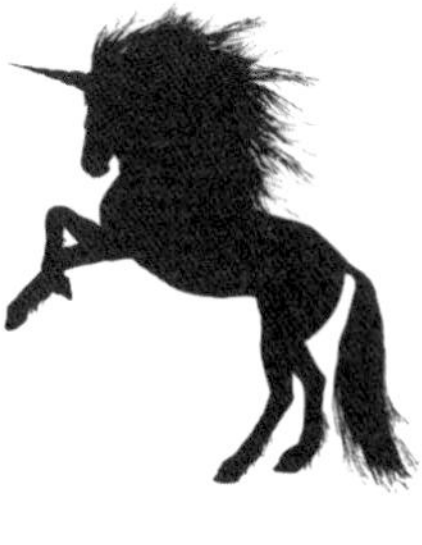

如同上一章概述的，臍輪和本我輪分別包含十六間密室，有功課待學習和吸收，這兩個脈輪都包含在巨大的第三十三間密室之中，且由大天使加百列照管著。

明亮的橙色臍輪（navel chakra），是亞特蘭提斯隕落時收回的超凡脈輪之一。當你再次成為五維的時候，這個光輝燦爛的中心就被歸還給你。臍輪代表所有屬於合一、靈性社群、創造力的特質。

合一

當獨角獸將祂的光新增至你的臍輪時，它使你敞開來，迎接用開悟的視角看待世界。

你看見人類的共同利益，以及與你不同的那些人的最佳利益。在這個脈輪中的獨角獸光加速到達合一的旅程，使得世界各地的人們，能夠接受他們全都是某個單一實體的一部分。當你知道這點的時候，你領悟到，你若危害自己或任何其他人，就等於是危害人類整體，你若傷害任何其他人，就等於是傷害你自己。你知道，當你尊敬且看重他人時，你就是尊敬和看重你自己。

對合一的理解，是列穆里亞的莫大天賦之一。

靈性社群

在亞特蘭提斯的黃金年代，人們生活在有共同目標的社群中，這些現在全都被編碼在我們的臍輪內，等待著被照亮，創造新的黃金時代。

亞特蘭提斯人生活在對「本源」持續感恩的狀態中，這使得他們能夠吸引豐盛。他們始終基於整體的至善行動，絕不會沒有付出就領受，或是沒有領受就付出。這使得付出和領受的連續流動能夠發生，也因此不會製造業力。

當面臨某個決定時，這個社群便調頻對準某個更高的力量或「本源」，以此發現怎麼做最好。因為每一個人的目標都是為至善服務，所以沒有小我，至善自行揭露。總是有共識，因此每一個人都活在和諧與平安之中。

靈性社群意謂著，男性和女性都受到同等的尊重。人人受到鼓勵，要完成使他們的心唱歌、令他們的靈魂滿足的事。人們是快樂的。嬰兒與孩童被視為特殊的珍寶，他們的福利是第一要務。所有嬰兒都是被期待且受歡迎的，因此每一個人都感覺到被需要、被疼愛。他們花許多時間置身在戶外的大自然中，享受家庭和休閒時光。他們吃下當地種植生產的營養食品，所以因健康而容光煥發。他們以許多方式表達自己的創造力，而且這點是被推崇的。

創造力

在亞特蘭提斯的黃金年代，創造力被認為是對「本源」表達感恩。人們喜愛繪畫，尤其是以發光色彩創作的抽象畫。他們製作音樂、唱歌、跳舞、雕刻、玩遊戲，以每一種可能的方式表達自己。他們安排展覽和表演，玩得很開心，而獨角獸留神觀察，加入祂們的光。

臍輪是創造的脈輪，也是亞特蘭提斯人預見自己的夢想和目標的地方。這些畫面之後被提升到「靈魂之星脈輪」（Soul Star chakra），此脈輪將能量散發出去，顯化這些畫面。這個強大的顯化形式，目前正在地球上被重新啟動，因為人們再次被信任可以基於至善使用顯化的力量。當獨角獸將祂們的純淨、恩典、神聖女性智慧新增至臍輪的時候，那帶來個人和集體的更高願景。

太陽與赫利俄斯星際之門

這個宇宙的臍輪是我們的太陽，它是一顆已揚升的恆星，持有神聖男性（Divine Masculine）的密碼。神聖男性能量是誠信的領導、追求至善的力道，以及意圖純淨與和平的行動。這個太陽也握有快樂的密碼。獨角獸們已經準備好，要將祂們的光新增至你的臍輪，讓你可以為了金黃璀璨的未來，取用這些難以置信的密碼。

太陽神赫利俄斯（Helios）是中央大日（Great Central Sun），祂是通往另一個宇宙的星際之門，而大天使麥達昶就是透過中央大日傾注祂的光。然後祂的光燃燒閃耀，直接穿透我們的太陽來到地球上的我們身上。

取用太陽與太陽神赫利俄斯的密碼

- 找到一個你可以放鬆下來、不受干擾的地方。
- 將注意力放在你的臍輪上，感應到它散發出橙色的光，彷彿它是你個人的太陽。
- 覺察到大天使加百列擁抱著這個脈輪，使它能夠保持穩定，擴大展開。
- 你的獨角獸與大天使加百列，正在將鑽石光注入臍輪，好讓光從臍輪向外散發。
- 看見你的臍輪與太陽之間正在形成的連結。
- 騎上你的獨角獸沿著這道光前行，直至你看見強大且發著金橙色光的大天使麥達昶正等待著你。
- 大天使麥達昶將一道難以置信的愛送入你的心，以此迎接你。
- 祂邀請你坐在太陽中心一張輝煌的金色寶座上。
- 然後祂打開通往赫利俄斯的出入口，於是突然迸發的神聖火光吞沒你。
- 瞬間，你與那顆「無窮盡的太陽」（Infinite Sun）合而為一。
- 然後你的獨角獸帶你回到你的臍輪。
- 祂在你的臍輪之內點燃神聖男性、靈性社群、高階創造力、快樂幸福、顯化、合一的密鑰和密碼。
- 在你整合新的可能性的過程中，要好好休息和放鬆。

第34章 獨角獸與太陽神經叢脈輪

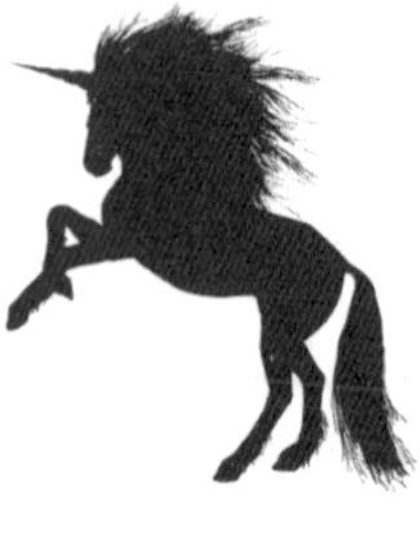

大天使烏列爾照管開發一切眾生的太陽神經叢脈輪（solar plexus chakra）。這個中心內含三十三間密室或功課，範圍很廣，從戰勝侵犯和怯懦，到有自信、為自己和他人挺身而出、贏得內在的平安和最終的智慧。太陽神經叢是你的本能和直覺反應的中心，也是一個非常微妙的心靈中心，可以緊緊握住情緒、心智、物質身體的震驚和創傷。獨角獸將會幫助你療癒這些。

當太陽神經叢脈輪是三維的時候，它伸出觸角，感應危險。在五維的典型中，那些觸角帶著信任和智慧伸出去，尋找情境的最佳結果。隨著這樣的進化，個人以及整體社群將會開始對自己擁有更多的信心。當獨角獸照亮這個脈輪的時候，它可以大大的擴展，為人們和整個社會帶來內在的和平。在接下來的二十年間，這個脈輪將會迅速散播和平，遍及整個地球。

當每一個人的太陽神經叢內的智慧浮現時，
世界和平必會發生。

已揚升的地球「皮爾切」

這個宇宙的太陽神經叢是地球。地球還沒有完全揚升，但是有一部分的地球已經揚升了，那個面向叫做「皮爾切」（Pilchay）。獨角獸可以幫忙建立你的太陽神經叢與皮爾切之間的連結。這樣的鏈接向下通過你的脈輪柱（chakra column），進入中空地球的金色水晶金字塔，這是地球中心的七維脈輪，然後通過它進入皮爾切。地球曾經獲得的所有智慧都儲存在那裡，可以供你取用。

當你直接鏈接到皮爾切，以下是蓋亞夫人與獨角獸們可以為你照亮的某些特殊品質的密鑰和密碼。

無害性

談到這個自由意志的層面，你可以聲稱精通的最高頻特質之一是「無害性」（harmlessness）。當你在思想、言語、情緒或行為方面完全無害時，你周圍的每一個存有都會感到安全，於是你本身吸引到絕對的安全。這個太陽神經叢的特質，使得地球以及地球的已揚升面向皮爾切，在各個宇宙中備受青睞。

交互依靠

依靠是三維的，獨立是五維的。然而，當獨角獸在你的太陽神經叢內照亮「交互依靠」（interdependence）的密碼時，你便擁有那些密鑰，可以觸及這個已揚升宇宙的高階靈性社群。

信任

當你信任靈的世界和天使界必會護持你的時候，祂們便自動的回應你，而你得到完全的保護和照料。所有的好事降臨，於是真正信任（trust）的金光，從你的太陽神經叢散發出來。

銀河系際的大師級智慧

當你的太陽神經叢脈輪完全敞開時，這個脈輪的功課被學到了，各個密室被啟動了，你成為智者、大師。當獨角獸祝福被新增至這個脈輪時，你成為銀河系際大師，得到這整個宇宙的認可。

練習 59

與獨角獸們一起為你的太陽神經叢脈輪帶來完整圓滿

- 找到一個你可以放鬆下來、不受干擾的地方。
- 輕輕的按揉你的太陽神經叢，舒適的呼吸，將氣息吸入太陽神經叢。
- 想像太陽神經叢是一朵有三十三片花瓣的金色向日葵。看見花瓣盛開。
- 你可能會注意到有些花瓣被碰傷了、撕裂了，或是在其他方面被損壞了。召請你的獨角獸，請求祂用祂純淨的光製成的療癒香膏注入那朵向日葵的中心。
- 看見那些花瓣變得光彩照人、完整圓滿。
- 此時此刻，你的太陽神經叢正散發著金色的五維光。

練習 60

與獨角獸們一起連結到中空地球與皮爾切

- 找到一個你可以放鬆下來、不受干擾的地方。

- 呼吸，將和平與智慧吸入你的太陽神經叢，直至這個脈輪放鬆下來。
- 允許你的獨角獸將純淨的白光注入太陽神經叢，讓這個脈輪變成一顆閃閃發光的金白球。
- 與你的獨角獸一起在金白色的光中行進，讓光從你的脈輪柱向下移動，進入你的地球之星脈輪。
- 一起乘騎向下走，穿越根部，進入美麗的中空地球世界。
- 當你站在「中空地球」的樂園內，你與每一隻動物、鳥類、每一個人類，或是曾經存在地球上的每一個其他生物連結。
- 感覺那份交互連結性（interconnectedness），體驗到一切的無害性和交互依靠。好好吸收這些特質。
- 現在進入金色水晶金字塔。
- 置身在發光的藍綠和彩虹色彩中的蓋亞夫人站在那裡，而你進入她的心。
- 她打開一扇奇妙的金色大門，閃爍著地球的所有珠寶。
- 你步行穿越那扇門，進入地球的已揚升面向皮爾切，這是蓋亞夫人的高階心（higher heart）。

- 你站在這個神聖的內在世界的中心，而蓋亞夫人包裹住你。
- 在一道明亮的閃光中，你的獨角獸照亮在地球的旅程上取得的知識和智慧。
- 你看見整個宇宙的交互連結與交互依靠。
- 瞬間，你與「一切萬有」（All That Is）合而為一。
- 然後你再次聚焦在你的太陽神經叢，這個脈輪因非凡的密鑰、密碼和寶藏而熠熠生輝。
- 你安靜的坐著，吸收這一切，體認到你的真實本性。

第35章

獨角獸與心輪

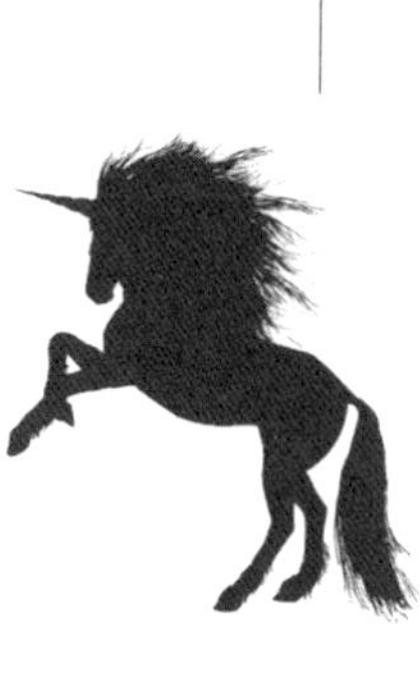

心輪（heart chakra）是愛的靈性中心。當心輪在五維頻率振動時，它變成純白色略帶粉紅。心輪包含三十三間密室或花瓣，帶你踏上一趟旅程，學習愛的不同面向。大天使夏彌爾和祂的雙生火焰，大天使雀芮媞（Archangel Charity）負責人類心輪的開發，而獨角獸現在與祂們密切合作。

當你的心輪變成五維時，它擴大展開，變得更加明亮。當獨角獸將祂們的光新增至心輪時，心輪發出純淨的白光，而且散發出來的愛促使聖愛的觸角從心輪流淌而出，觸動人們和動物，於是人們和動物感到主動的被你疼愛和擁抱。

心輪之旅

所有脈輪中心裡，心輪是最具特異功能的。在亞特蘭提斯的黃金年代，每一個人都有一顆大大敞開、熊熊燃燒的心。他們全都在能量上從自己的心輪中心伸展出去，可以理解他人，同時無意沾染對方的感受。這使得他們能夠與另外一個人合而為一，沒有任何的情緒攪擾。

過去一萬年以來，人類的愛一直與小我息息相關，因此關係一直奠基於需索無度和相依性。在心輪的前十間密室裡，你在對待他人時體驗到情緒的小我面向。唯有在前十間以後的密室裡，你的心才敞開來，願意喜愛且關懷他人和大自然，沒有任何的小我涉入。

就連同理心的特質也是一種振動，使你能夠理解和分享另一個人的感覺，讓你們在能量上暫且合而為一，而這不過是這趟旅程上的第十八堂課。當獨角獸應邀將祂們的光注入這間密室時，此舉使你能夠輕易的踏入接下來提供慈悲功課的第十九間密室，十八、十九兩堂課是非常相似的，但是慈悲更高階。慈悲是你為另外一個人感受，但是你保持距離，不與對方的感覺融合在一起。你在心靈上調頻對準他人，卻不吸收對方的能量。

在這之後，接下來的密室，帶領你穿越關於寬恕的不同功課。寬恕的重點在於敞開你的心，迎接愛，無論另一個人做了什麼事。它是一種非常高頻的特質，治癒付出者和接受者，包括在情緒上和物質身體上。人類整體目前正在被示現這些功課，因此個人以及國家可以變得更溫暖且更歡迎他人。到了二〇三二年，大家的心輪一定會更加敞開，國家將會準備好慷慨解囊，無條件的對鄰國付出。每當你請求獨角獸將祂們的光和祝福傾瀉在全世界的時候，你就是在促使地球上全體人民的心輪中心能夠開得更大。

心輪的最後四間密室，帶領你穿越的功課包括：超然的愛、和「宇宙之心」（Cosmic Heart）連結、博愛，以及最終的合一。當你準備好要將這些密室的門大大敞開時，獨角獸就變得在你身邊積極活躍，鼓勵你完全擁抱合一。

宇宙之心

宇宙的心輪是已揚升的金星，這顆行星直接從「本源」接收到十二維的愛，然後將這份愛逐步降低至我們在地球上可以應付的頻率。每當你觀想你自己在「宇宙之心」裡的時候，你個人的心就接收到大量的光。

天使瑪麗與獨角獸能量

天使瑪麗（Angel Mary）是浩瀚的海藍色環宇天使（Universal Angel），祂是一位大天使，祂的愛的影響傳遍這個宇宙，還延伸到其他宇宙。她直接與獨角獸能量互動合作，而獨角獸可以永遠存在宇宙之心裡。天使瑪麗是純淨的愛。

練習 61

敞開你的高階心

以下六個步驟，使你能夠敞開你的高階心輪：

- 讓你自己在靈性上與耶穌、觀音或佛陀等敞開心扉、高階頻率的存有融合在一起。祂們的愛的意識將會蛻變你的低階能量，打開你的高階心輪的密室。
- 祈請大天使夏彌爾與大天使雀芮媞，呼吸，將他們的能量吸入你的心。
- 祈請大天使瑪麗與獨角獸們，讓你自己沉浸在祂們的光中。
- 不斷聚焦在合一。要記住，在更高的層級，你與地球上的每一個其他人、動物或植物之間是沒有分別的。

- 在靜心冥想時和睡眠期間造訪宇宙之心。
- 請求獨角獸用祂們的光之犄角觸碰你，使你的心填滿更高階的愛。

練習 62

與獨角獸一起連結到宇宙之心

- 找到一個你可以放鬆下來、不受干擾的地方。
- 呼吸，將氣息吸入你的心輪中，直至你感到舒服為止。
- 感應到或看見你的心輪中心以及它呈螺旋形的三十三間密室。
- 讓自己繞著螺旋形走一圈，注意那些密室的門是開著還是關著。
- 然後召請獨角獸，請求祂們將光注入你的心輪。
- 看見你的心敞開，閃耀著愛與更高的理解。
- 獨角獸們與大天使夏彌爾正在將一道光傳送到金星。
- 你與祂們一起行進，進入宇宙之心的中心，那裡是溫暖的、賓至如歸的，而且完全接納你。

➤ 天使瑪麗與獨角獸們，將你包裹在純淨的愛與合一構成的柔軟海藍白防護膜之中。

➤ 在這裡好好休息，因為你的心已經被地球的經驗治癒了，而且被打開了，迎向超然的愛。

➤ 當你準備就緒時，請返回到你們開始的起點，同時活在愛之中。

第36章

獨角獸與喉輪

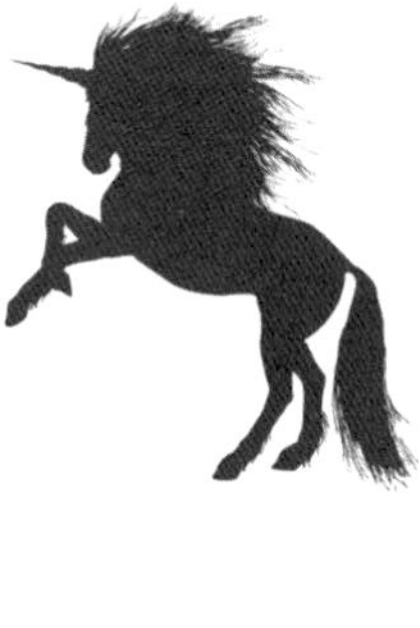

喉輪（throat chakra）是高頻、非常敏感的中心，有二十二片花瓣，致力於與真理交流。喉輪的開發是由大天使麥可和祂的雙生火焰大天使費絲（Archangel Faith）監管的。當你致力於喉輪時，重要的是要召請大天使麥可的深藍色防護披風，直到你學會了喉輪的所有早期課程為止。

開發這個脈輪鼓勵純淨的交流，因為高階喉輪的特質是真理、誠實、正直、榮譽和正義。若要打開喉輪，充分發揮喉輪的潛力，你必須言行一致。

喉輪的第一批密室，包含撒謊以求保護自己的功課。人們時常說服自己，說謊話是為了保護自己的孩子、伴侶或員工，然而事實上卻是在保護自己。當你故意說假話或是讓自己被他人影響時，這不可避免的引發不和諧，因此人們並不真正信任你。許多政治人物和大企業領導人正忙著與這點角力，而將獨角獸能量帶進這個脈輪，必會大大促進整個地球的誠實與信任層次。

亞特蘭提斯的喉輪創傷

亞特蘭提斯的古老創傷之一，是害怕被誤解、被懷疑或被迫害。對許多光之工作者來說，當療癒師和智者們因他們的知曉而被壓迫的時候，這樣的情緒一世又一世的加劇。這是喉輪的第六堂課。就跟任何的恐懼一樣，這樣的情緒使得這間密室容易受到低階能量的侵襲，而且這可能拖垮整個喉嚨中心的振動。當這個創傷已經準備好要被檢查和釋放的時候，它會突顯出來。是時候了，現在該要為這個世界的每一個人治癒它。召請獨角獸，用祂們的療癒之光填滿這個第六間密室，如此可以提升這間密室的頻率且治癒原始創傷的疼痛。

說出你的真理

在穿越喉輪的高階密室的過程中，你體認到你是誰且接受你的宏大。你說出你的真理，運用你的力量帶著誠信為自己和他人大聲說話。然後你的喉輪開始散發寶藍色的光。你的獨角獸與你同在，而你已經準備好要連結到水星，也就是這個宇宙的喉輪。水星的已揚升面向是「特拉弗尼」（Telephony）。大天使費絲的能量在那裡，若要使你的意圖保持高階和穩定，她的能量其實是很重要的。

鼓舞人心的領導統御力

當你變得更強健、更清楚自己真正是誰、真正與你的「神性本我」（divine self）校正對齊時，你就成為真理的老師、鼓舞人心的領袖、「本源」的大使。你信任自己，而且當你完全信任上帝時，喉輪最後一間密室的門開啟。然後你的喉輪閃耀著寶藍色和金色，而你單是運用你的臨在，便啟發了許多人。你的獨角獸於是準備就緒，使你連結到星星和「金色光束」的天使們。

心靈感應

每一個人在某種程度上都有心靈感應的能力。事實上，多數人的心靈感應能力比他們了解的強許多。心靈感應不只是從某位朋友那裡接收到明確的訊息，或是在你接聽電話前就知道誰打電話給你；心靈感應是你不斷獲得他人的想法。某人只需要想到批判你或評斷你的念頭，你的喉輪就會直覺感應到。你的心輪會立即且自動的豎立起保護牆，你甚至沒有覺察到。另一方面，如果某人傳送慈愛、欽佩、尊重的念頭給你，你的心輪會用稍微開啟回應。

當你的喉輪完全敞開時，你會知道他人的感覺和想法，甚至不需要調頻進入對方川流不息的念頭。

在內在層面，你什麼都知道，
因為來自喉輪的心靈觸角
是調頻對準真理的。

水星以及水星的已揚升面向「特拉弗尼」

你個人的喉輪被連結到水星，也就是這個宇宙的喉輪。水星的已揚升面向是「特拉弗尼」，我記得當揚升大師庫彌卡第一次告訴我特拉弗尼的時候，我感到驚歎和著迷，而且領悟到，為「電話」（telephone）命名的科學家們，一定曾經和宇宙頻率一致。

當你連結到水星的時候，你在你的喉輪接收到光的密碼。當你抵達特拉弗尼的時候，那裡的高頻使你能夠開發與一切生命形式的純淨交流，於是你開始與「金色光束」上的大師和天使們，以心靈感應的方式溝通。這是純淨的智慧與愛的光束。獨角獸將祂們的光傳送進入你的喉輪，藉此幫忙促進這個連結。

喉輪的力量還包括懸浮（levitation）、遠程傳送、心靈遙感，以及有能力運用強大的念力傳送療癒（許多光之工作者已經在做這樣的事）。從這個脈輪，你散發華麗的寶藍色和金色，用獨角獸能量的鑽石白照亮。你說話帶著基於至善的威嚴、真理、誠信和力量。你成為大天使麥可在地球上的戰士之一。

與獨角獸一起

連結到喉輪

- 找到一個你可以不受干擾的地方。
- 呼吸，將深藍色光吸入你的喉輪中，放輕鬆，好好保護它。
- 請求大天使麥可用祂的「真理之劍」觸碰你的喉輪。
- 發現你自己正行經喉輪的一間間密室。
- 注意哪些門是關著的（如果有的話），哪些門是開著的。
- 檢查看看，是否有亞特蘭提斯或任何其他前世遺留下來的創傷。
- 請求你的獨角獸用純白的療癒之光，填滿你的喉輪。感應這事正在發生。
- 現在，你的獨角獸照亮你的真理、誠信和榮譽密室。
- 與你的獨角獸一起沿著一道光向上飛到水星。
- 然後穿越金色天使們圍繞的一扇大門，進入特拉弗尼。
- 在這裡，特拉弗尼的高階大師（High Master）將一件寶藍加金色的披風，披在你的雙肩上。

- 你的獨角獸接著點燃你喉嚨中的真理密碼。
- 你們一起返回，沿著那道光下行。
- 再次聚焦在你的喉輪，且以心靈感應的方式，對世界各地的人們傳送賦能、療癒和愛的訊息。
- 當你準備就緒時，請睜開眼睛。

第37章 獨角獸與眉心輪

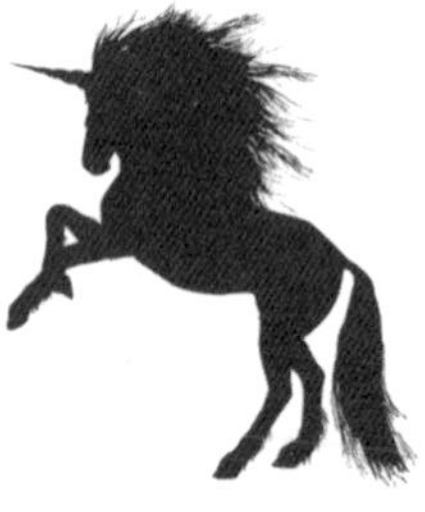

眉心輪（the third eye chakra）是非常重要的脈輪，許多人想要打開它，為的是達成天眼通乃至完全開悟。獨角獸可以更快速的幫助你探索眉心輪的九十六片花瓣或九十六間密室，快過你可以採用的其他方法，而且以對你來說舒服而安全的速度。

大天使拉斐爾是療癒和豐盛的偉大翡翠綠天使，負責眉心輪的開發。當眉心輪變成五維時，它變得晶瑩清澈，就好像你個人的水晶球。

毒品、酒精、難以消化的食物堵塞眉心輪，因為這個脈輪非常敏感。反之亦然，因為眉心輪迅速的回應美麗的念頭、清淡的食物、純淨的水。

這個中心裡有九十六堂課要學習，因此打開眉心輪的所有花瓣可能看似艱鉅的任務。然而，當快樂和溫暖的太陽照耀在花朵上的時候，花朵開始自然而迅速的盛開。高階意圖的光也以同樣的方式為眉心輪運作。

在眉心輪的螺旋裡，第一批密室帶領你穿越覺知的匱乏、靈性的盲目、拒絕看見靈。凡是讀到這裡的人一定早就過了那個階段。你繼續前進，穿越接受靈，來到理解和應用這個宇宙的法則。然後你必須練習正確運用念頭。最終，你將觸及已擴展的視界、豐盛意識、更高的視角、完全開悟的閃耀光芒。

這趟旅程的獎勵是豐盛、完美的健康、成功和天眼通，然後你的水晶球是真正清晰且有光澤的。

你的獨角獸可以將白光注入你的眉心輪，也可以將晶瑩清澈的透明光傳送給你。不管是哪一種，都使你能夠以安全的方式加速眉心輪的開發。此外，這些方法推動這個脈輪，如此你才可以連結到這個宇宙的眉心輪，也就是木星，以及木星的已揚升面向「珍貝」（Jumbay）。

環宇天使瑪麗

大天使拉斐爾的雙生火焰是天使瑪麗，祂是浩瀚的環宇天使，在許多宇宙裡散播愛。

如果有人請求，她就用她淡海藍色的愛與療癒之光觸碰你的眉心輪。這是尤其意義重大的，因為她與獨角獸非常密切的合作。當祂們共同致力於你的眉心輪的時候，你可以期待魔法發生。

豐盛意識

我收到的求助，多半是各式各樣與金錢和繁榮相關的請求，多過任何其他類別。繁榮是豐盛的一部分，而且答案全都蘊藏在你保留在眉心輪裡的信念。我們大家現在都處理著家族和祖先的信念，以及來自我們個人靈魂旅程的信念。流入這個中心的獨角獸光，可以提升這個脈輪的頻率，使它足以消融老舊的無用模式。

開悟

當你的眉心輪全部九十六間密室，都完全敞開且學到了那些功課時，你是澈底開悟的大師。你從某個高階、寬廣、神性的視角看見一切，你知道只有愛。當有人請求時，獨角獸會將祂們的光注入這個脈輪，加速這個過程。祂們可以幫你消融掉遮住你的第三眼的幻相帷幕，這一切全都有助於開悟之路。

完美健康的藍圖

大天使拉斐爾將你完美健康的藍圖，保存在你的眉心輪內。這點在穿越眉心輪的旅程上被揭示出來，而獨角獸會將祂們的特殊的光傳送過來，幫助推動眉心輪前進。

天眼通

眉心輪也是內在視覺的脈輪。但是，開通第三眼，或是昆達里尼提升修煉，強迫開通第三眼，卻是不明智的，因為你可能會打開通往幻相世界的出入口。有些人看見較低階的次元，尤其是在毒品或酒精的影響下，他們發現那是擾亂人心或令人驚嚇的體驗。

真正的天眼通（clairvoyance）意謂著，用內在之眼清晰的洞見其他次元。在天眼通的進階層級，你可能會看見靈界的神性色彩或存有。這樣的體驗是純淨的、生動的、清晰的、鼓舞人心的，它們攜帶真理的共鳴。

獨角獸的天賦之一，是以安全而溫和的方式協助開發天眼通。

木星與珍貝

木星是這個宇宙的眉心輪，它握有這個宇宙裡的每一個存有，快樂幸福的密鑰和密碼。

木星的已揚升面向珍貝，重點在於擴展、巨大的豐盛、超越你最狂野夢想的莫大幸福和成功。當你的獨角獸幫助你調頻對準珍貝的時候，祂促使難以想像的可能性能量大量注入你。

練習 64

與獨角獸一起連結到木星與珍貝

- 找到一個你可以不受干擾的地方。
- 輕輕按揉你的額頭，或是將氣息吸入額頭。

- 請求你的獨角獸與你一同繞行你的眉心輪內的螺旋形。
- 讓你的獨角獸輕輕的觸碰任何關閉的門，將關閉的門打開，然後將光注入凡是需要幫助的密室。
- 然後讓你的獨角獸用純淨透明的光填滿整個中心。
- 看見你的眉心輪變成一顆光芒四射的水晶球。
- 與你的獨角獸一起行進，穿越宇宙，抵達木星，然後進入珍貝的浩瀚遼闊。
- 大天使拉斐爾在那裡，在晶瑩的翠綠中等候你。
- 祂邀請你從某個開悟的視角觀看宇宙。
- 你看見宇宙裡只有愛和豐盛。
- 然後你看見幸福、成功、開悟、擴展、豐盛和繁榮的密鑰和密碼，向下流淌，經由一道光進入你的第三眼。
- 你與你的獨角獸一起往回走，進入由你的眉心輪構成的擴展水晶球之中。
- 允許密鑰和密碼在這個中心裡創建新的信念和模式。
- 當你準備就緒時，請睜開眼睛。

第38章

獨角獸與頂輪

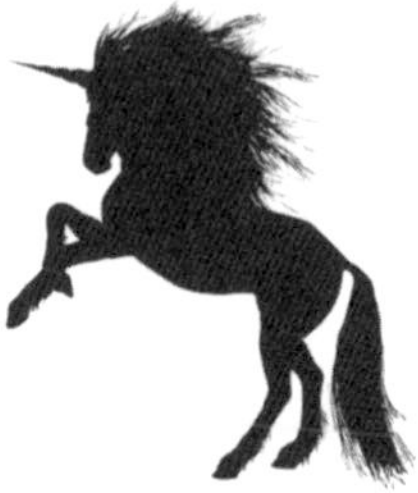

大天使約菲爾是智慧的天使，祂負責頂輪的開發。祂的雙生火焰大天使克莉絲汀，就如同其名克莉絲汀（Christine）所示，增添「基督之光」。

頂輪設計成千片花瓣，為的是張開然後伸入宇宙，在你準備就緒時，取用宇宙的知識和智慧。在這個晶瑩剔透的五維脈輪打開的過程中，頂輪中的某些點，將會開始連結到發光的宇宙能量。

宇宙級連結

你的靈魂可能已經在其他前世與某些恆星、行星或巨大的能量鏈接在一起。當你熟睡時或靜心冥想期間，你可能正在今生建立更多的連結。當你邀請你的獨角獸將祂的光大量注入你的頂輪時，這些宇宙級鏈接就變得更純淨、更明確。你可能會取用什麼呢？

金黃璀璨的亞特蘭提斯時期的光池與光之火焰

這些偉大的亞特蘭提斯能量，現在被小心翼翼的安置在這個宇宙的周圍，而你可以取用它們。它們包括：聖雄能量、亞特蘭提斯的白色揚升火焰（White Ascension Flame）、水瓶座揚升池（Aquarian Ascension Pool）、宇宙級鑽石紫羅蘭火焰等等。獨角獸光和愛是鞏固這些連結的黏膠。

恆星、行星、銀河系

每一個恆星、行星、銀河系都是一個脈輪，無論它是否是最重要的，無論你是否聽說過。每一個恆星、行星、銀河系，都擁有難以置信的光、知識和智慧，而且攜帶特殊的宇宙級特質。獨角獸們正等待著將祂們獨特的能量新增至你頂輪的花瓣，好讓你與這些宇宙級天體的鏈接能夠被啟動。

數字

出現在宇宙中的數字攜帶巨大的力量。我在第10章描述過這些。

神聖的幾何符號

許多神聖幾何在地球上是強大的，在宇宙中，它們也是極其有力。麥達昶立方體（Metatron Cube）、生命之鑰安卡（ankh）、十字架、菱形、圓形、立方體、無限符號，以及其他包括金字塔等等，都是龐大的動力來源，直接從「本源」接收光。來自亞特蘭提斯穹頂的水晶金字塔，充滿純淨的「本源」能量，這些金字塔現在正在甦醒，準備好讓我們可以取用在金字塔內部經過編程的知識和光。

成為銀河系際大師

每當你建立某個銀河系連結時，便將光新增至你的頂輪。這點之後被推動向上，通過你的高階脈輪，幫助你建立通到「本源」的意識橋梁安塔卡拉納。跨越安塔卡拉納，是達致精通銀河系際的旅程，那是由獨角獸們與熾天使瑟若芬娜推動的旅程。

伏斯盧勳爵

伏斯盧勳爵（Lord Vooslo），是亞特蘭提斯有史以來頻率最高的大祭司，他啟動了跳躍式轉換，促使亞特蘭提斯文明成為傳奇之一。之前，他幫過「穆」（Mu）文明做出揚升的轉換。伏斯盧勳爵現在已經回來了，要幫助地球做出類似的跳躍，進入新的黃金時代。他致力於晶瑩的陽光「黃色光束」，可以觸碰和擴展你的頂輪，讓你可以加快開悟和揚升的旅程。

獨角獸用祝福澆灌頂輪

當獨角獸看見你頂輪的花瓣張開時，祂們用祝福和一陣陣的光澆灌你，你可以請求祂們加快這個張開的過程。

天王星與庫洛內

這個宇宙的頂輪是天王星，它使你能夠與宇宙的心靈感應和更高階的交流連結。原創力、解放、個體性、獨立性和領袖力，也都被保存在那裡，還有靈性天賦和才華。天王星保有一個等待的空間，等待未來的所有可能性、創造的能量，以及至今尚未被想像出來，然而一旦老舊、無用的結構和模式被消融掉，就準備好要被帶到地球的技術理念。

當夠多的人們打開他們的頂輪時，就會發生大規模的社會變革與全球性的重建。

庫洛內（Curonay）是天王星的已揚升面向。當你連結到庫洛內的時候，就連結到神性轉化的巨大可能性，於是你將會體驗到更高階的開悟。當每一個人都建立這個連結時，地球上的意識一定會發生巨大的躍進。

練習65

與獨角獸們一起
連結到天王星與庫洛內

- 找到一個你可以不受干擾的地方。
- 坐著，背挺直，閉上眼睛，放輕鬆。
- 聚焦在你的頭頂，把你的頂輪看作是一顆透明的光球。
- 大天使約菲爾與克莉絲汀在晶瑩的淡黃光之中，祂們穩穩的托住光球。
- 你的獨角獸用白光的祝福澆灌光球，於是那些花瓣開始張開。
- 一道巨大的白光向外飛出，來到庫洛內，而你騎著你的獨角獸，沿著白光上行。
- 偉大的發光大師伏斯盧勳爵在那裡等候你，觸發你的意識產生跳躍式轉換。
- 你感應到頂輪的千片花瓣擴展，鏈接進入宇宙的巨大能量。
- 你的獨角獸不斷的向外傳送光，鼓勵和啟動這個過程。
- 你低下頭，看見自己與整個宇宙相連，好好吸收那個感覺。
- 當你準備就緒時，你的獨角獸帶你回到你們開始的起點。
- 感謝你的獨角獸，知道你已經觸碰到更高階的開悟。

第39章

獨角獸與因果輪

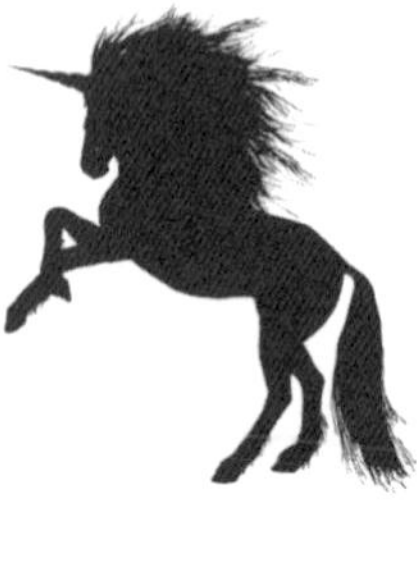

因果輪（causal chakra）在頂輪之上，它是超越的脈輪，始終是五維的。因果輪過去一向稍微落在其他脈輪的後方，而且時常被包含在頭部之內。亞特蘭提斯黃金年代的人們，曾經為了安置因果輪而將頭蓋骨拉長。因果輪現在正在向前邁進，要與其他脈輪一起被整合到一圓柱的光之中。這是人類靈性進展的另一個徵兆。

除了因果輪，所有中心都有幾片花瓣或幾間密室。然而，因果輪卻是單一的巨大密室。你正是透過這間密室觸及天使界的。當你的因果輪是敞開且被啟動的時候，你就可以與天使、龍族、獨角獸、發光的存有連結。因果輪也可以擔任你個人的月亮，用神聖女性能量澆灌你。

因果輪是單一間的和平密室，
它是人類進入天使王國的入口。

大天使克里斯蒂爾

大天使克里斯蒂爾負責人類因果輪的開發。祂是環宇天使，頻率非常高，高到最近幾年因為人類的振動提升了，祂才能夠進入這個宇宙。如同名字Christiel所示，大天使克里斯蒂爾攜帶純淨的基督之光。祂的雙生火焰是大天使瑪洛莉（Archangel Mallory），瑪洛莉是古代智慧的守護者，攜帶神聖女性之光。

大天使克里斯蒂爾在閃爍發光的銀白色光束上振動，是散播基督之光的和平大天使。祂已經透過月球將無可言喻的和平傾瀉在地球上，這樣的和平正開始觸動渴望和諧與合一的大眾。

月球

月球是我們的宇宙的因果輪，而大天使克里斯蒂爾將祂的光傳送給月球。純淨的神聖女性之光的頻率，就是在這裡為地球逐步下降。

當我注視著滿月時，曾經看見大天使克里斯蒂爾的臉。祂只是對我微笑了一下，但那卻是驚心動魄的讚歎時刻，令我至今記憶猶新。

天琴座星際之門

頻率最高的獨角獸生活在天琴座星際之門外的另一個宇宙，天琴座星際之門是獨角獸用來進入這個宇宙的十二維能量大門。大天使克里斯蒂爾的能量集中在那裡，只是調頻進入它，便能大大提升你的頻率。

獨角獸通道

當大天使克里斯蒂爾，從天琴座星際之門透過月球傳送一指之光來到地球的時候，它為獨角獸們形成一條通道。許多獨角獸沿著這條路線下來，然後能夠跨入準備好迎接獨角獸的人們的因果輪，進入地球。

你可以把你的因果輪準備好，允許獨角獸進入地球，藉此為這個宇宙服務。有些人允許成千上萬的獨角獸，透過他們的因果輪進入地球。這是巨大的奉獻行為，提升你的因果輪的頻率，加速你的揚升。

練習 66

透過你的因果輪
將獨角獸帶到地球

- 舒適的坐好，知道獨角獸即將轉化你的整個人生。
- 發現你自己置身在這個世界最純淨的喜馬拉雅山脈的一座美麗山谷中。

- 你正在一座瀑布附近休息，瀑布飛瀉，水濺在岩石和蕨類植物上，你看著陽光在水面閃耀。
- 在心裡召請你的獨角獸，看見一匹微微發光的宏偉白馬靠近你。
- 在你迎接祂的過程中，你們的心能量連結，宛如煙花爆開。
- 你爬上你的獨角獸的背，當你們一起上升時，你感到安全和被愛。
- 在你上方，你看見一座洞穴的入口。獨角獸們降落在山洞前方的岩石突出部。
- 當你進入洞穴時，你很驚訝的發現，它是一座巨大的水晶洞，被數百萬根火光搖曳的蠟燭照亮了。
- 你與你的獨角獸一起走過這處似乎深入山裡的仙境。
- 你覺察到前方有一道純淨的銀光。
- 當你觸及銀光時，你發現這座洞穴頂部有一個大洞，直接對準天上的滿月。
- 月光流瀉下來，灑在你和你的獨角獸身上。你們沐浴在月光中，持續好一陣子。
- 你的獨角獸與你一起沿著那道月光向上升起。月光帶你們來到天琴座。
- 終於，你看見上方宏偉的天琴座星際之門，它在月光中閃爍。
- 你傾身向前，觸碰它。星際之門自動打開。

- 星際之門外有幾百隻獨角獸。
- 在祂們中間，散發著珍珠白光的大天使克里斯蒂爾，等待著你。
- 祂舉起雙手，將美麗的基督之光灑落在你身上。
- 祂比個手勢，邀請你進入獨角獸王國。
- 你和你的獨角獸雙雙向前移動。
- 你發現自己置身在數百隻微微發光的獨角獸之中。祂們用愛圈住你，從祂們的犄角將神聖的祝福傾瀉在你身上。
- 你置身在一片獨角獸光之海中。
- 大天使克里斯蒂爾用祂寬闊柔軟的翅膀包裹住你，而你透過那扇星際之門向下看著月亮。
- 大天使克里斯蒂爾一指向下，將發光的銀白色能量透過月球，傳送到地球上你的頭頂上方的因果輪。
- 然後你和你的獨角獸，沿著發光的銀色液態光通道飛到月球，你們在那裡休息片刻。
- 你們身後有幾千隻獨角獸跟隨。

- 隨著你頭頂上方的因果輪愈變愈大，你向下看，彷彿因果輪正轉變成你自己的月球。
- 你們全都離開月球，穿越閃爍的銀白色光，來到你頭頂上方的因果輪。
- 你進入你的因果輪，你自己浩瀚的和平密室。
- 那裡有一扇通往天使界的門，它是敞開的，而你騎著你的獨角獸，繼續穿越那扇門。
- 七重天的光圈住你，而你環顧四周，看看有多少隻獨角獸在你身邊。
- 有多少隻獨角獸已經透過你的因果輪踏到地球上了？
- 祂們現在圍繞著你，用祝福澆灌你。
- 然後你看見祂們向外散布到整個地球，實踐祂們幫助人類的使命。
- 感謝你的獨角獸，然後睜開眼睛。

第40章

獨角獸與靈魂之星脈輪

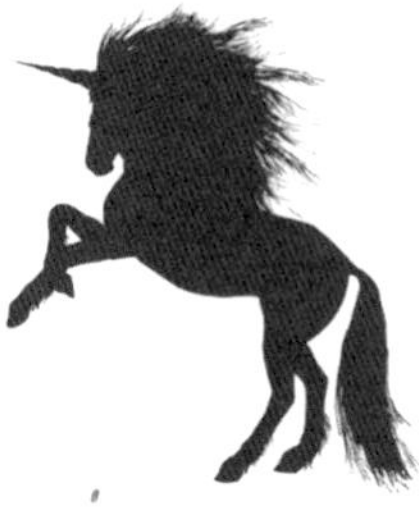

你的靈魂之星脈輪（Soul Star chakra），是由大天使馬利爾（Archangel Mariel）與祂的雙生火焰大天使蕾文妲（Archangel Lavender）掌管，它是一個巨大、超凡的脈輪，包含三十三間密室，這些密室內含你漫長的靈魂之旅的一切紀錄。此外，你曾經積累的所有奇妙學習和體驗，以及你曾經獲得的智慧，都在這個脈輪之中。當你的靈魂之星完全敞開且積極活躍時，它是發光、清澈的洋紅色。

當你接受你有某個靈魂使命的時候，你開始與這個脈輪連結。它劃分成兩個部分，下半部包含接納與疼愛自己、你的家族和你的社群的功課，而每一位家長或提供服務的個人，都自動得到學習這些功課的機會。大天使薩基爾是紫羅蘭色的蛻變天使，祂照管靈魂之星的這個部分。

然後你進入上半部，大天使馬利爾和大天使蕾文妲，將會在這裡引導你。還有許多要清除，因為你的靈魂已經同意要在今生處理的所有業力，以及家族和祖先事宜都被儲存在第一批密室裡。你可能已經好好完成了許多家族和祖先傳承的清理工作。不過，某些經驗可能是根深柢固的，仍然影響著你。舉例來說，如果你或你的某位祖先過去與某人糾纏不休，無情的拒絕寬恕或釋放，那麼你將會繼續被捆綁在那股負面能量裡，它依舊是你的靈魂紀錄中的障礙。

大天使蕾文妲的角色，是幫助你釋放這些障礙，清除任何殘餘的業力和尚未解決的祖先能量。這位和藹的大天使，可以追溯祖先的傳承或是曾經與你有關的人們，用理解和智慧柔軟他們的心。獨角獸陪伴祂踏上這趟服務的旅程。祂們也可以幫忙消融老舊的靈魂模式，包括留在這個脈輪中的家族和祖先模式。

一旦這事完成，你便進入你的靈魂之星的最高面向，在那裡，大天使馬利爾持有光，而且這個脈輪成為更高階的愛、充滿基督意識的靈性中心，然後它和「宇宙之心」相連，於是你觸及你的前世天賦、知識和智慧。

當你抵達這間更高階的密室時，你的頻率提升，而且隨著獨角獸們增添祂們華麗的光芒，你的高我被照亮了，然後你展開與你的「單子」合併的旅程。

練習 67

領受獨角獸靈魂療癒

- 找到一個你可以安靜下來、不受干擾的地方。
- 用神聖的音樂、美麗的鮮花、水晶或是吸引你的另一項美麗事物提升頻率。
- 舒適的坐著或躺著，觀想你的地球之星脈輪根植於蓋亞夫人的心，藉此讓自己扎根接地。
- 發現自己在明亮的藍綠色湖畔，湖面完美的映照出你上方的晴朗藍天。
- 你坐在湖邊的白色沙灘上。
- 突然間，你注意到閃閃發亮的彩色光，在你周圍舞蹈，你領悟到這些是仙女。
- 祂們興奮的忽隱忽現，領著你來到一塊被薰衣草叢遮住的扁平巨大石英晶體前。
- 你觸碰石英晶體，一股奇怪的震顫感貫穿你，像電流一樣。
- 然後在那個片刻，你的神奇獨角獸出現在你面前。
- 祂邀請你躺在那塊水晶上。
- 仙女在你周圍形成一圈閃爍的彩色光環。
- 你的獨角獸用一兆個火花構成的祝福，像噴泉一樣的澆灌你。

- 當火花傾瀉在你身上時，整塊水晶亮了起來，有藍色、粉紅色、黃色和許多其他顏色。
- 你可以感覺到能量脈動著通過你。
- 然後你的獨角獸用祂的犄角發出的光，觸碰你的頭頂。
- 有片刻的寂靜無聲。
- 你發現自己位於靈魂之星脈輪的上半和下半密室之間。
- 大天使蕾文妲在柔和的淡紫色光中，她一手伸向你，你的獨角獸站在她身邊。
- 你在祂們之間走來走去，感覺到祂們的光護持著你、照亮著你。
- 祂們帶領你來到一個出入口，而你看見數十條小路由此呈扇狀放射出去。
- 大天使蕾文妲解釋，這些是你的祖先傳承和前世傳承。
- 你跟隨大天使蕾文妲和你的獨角獸沿著其中一條路回溯。你可能會走好長一段路。
- 當你停下來的時候，你看見扭曲的黑色人影，帶著結晶化的情緒。你可能從沒認識過這些人，但是他們的能量卻捆綁著你，深入你內在。
- 心懷慈悲，說你很抱歉傷害了他們。他們雙手摀住耳朵，所以聽不見。但是大天使蕾文妲與你的獨角獸一起，用如此充滿愛意且由「本源」注入的光澆灌他們，他們筆直挺立，雙手放下，離開耳朵，睜開眼睛，看見那光。他們的心敞開，愛在你們之間流動。

- 你們之間的繩索全部消融了。你自由了，在你的身體內感覺到這點。
- 大天使蕾文妲和你的獨角獸，帶你來到像這樣的其他存有面前，直到你的業力和祖先傳承完全清除乾淨為止。
- 感覺你自己被一波又一波的光清洗著。
- 然後大天使蕾文妲離開你。
- 你的獨角獸指著出現在你面前的金色樓梯，樓梯通向一扇鑲有鑽石的巨門。
- 你爬上那座樓梯，推開那扇門，門開處是一座美麗而奇妙的聖殿。
- 大天使馬利爾本身是明亮閃爍的洋紅色光，祂正握著一把金色鑰匙等候著你。
- 有許多扇門，從這間房間通到你在漫長的靈魂旅程期間獲得的天賦、知識和智慧。
- 大天使馬利爾將那把鑰匙交給你，而你的獨角獸跟隨你探索你的靈魂之美。只要你喜歡，拿走什麼都行。
- 當你準備就緒時，你的獨角獸帶你回到那塊巨大的療癒水晶旁。
- 仙女們等待著你，為你守住你的旅程的能量。

▼在心裡請求祂們為你守住這光，直到一切完全清除乾淨且新能量被吸收同化了為止。

▼祂們歡喜的同意。感謝祂們。

▼祂們牽著你的手，帶領你回到純淨的藍綠色湖水旁。

▼你在這裡沐浴，象徵性的清潔和淨化自己。

▼當你從水裡出來時，一件有一條金色飾帶的純白色長袍等待著你。

▼穿上它，知道你已經準備好，要走一條更高階的路。

▼微笑的睜開眼睛。

第41章

獨角獸與星系門戶脈輪

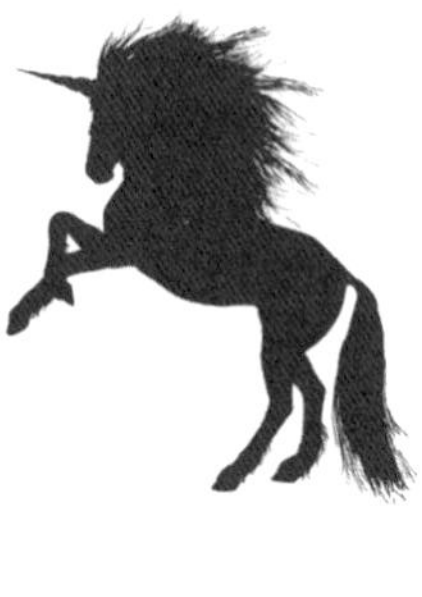

星系門戶（stellar gateway）是你的第十二個脈輪，蘊藏著你的神性本質的能量，也就是來自「本源」的原始火花，而這個脈輪也是你所有經驗的倉庫，它其實是通向你的「單子」、你的「我是臨在」、你的十二維面向的門戶。

揚升電梯來到星系門戶的大門

頂輪是你可以連結至星系能量的第一個中心。在這個層次，你感覺到你已經搭著揚升電梯揚升到某個極大的高度，而且當你看著外面世界的時候，你發現自己遠遠在它之上。你覺得你可以觸碰到那些星星。但是這部宇宙級揚升電梯，可以帶你到達遠比這高階許多的地方。當你準備就緒時，它允許你觸及星系門戶脈輪。

星系門戶脈輪的振動是非常難以置信的，也因此大部分的我們無法理解。就好像是你已經探索了你的摩天大樓的每一個樓層，然後你來到第十二層，發現自己在屋頂露台上。在這裡，你與「一切萬有」接觸。你與這個宇宙的智慧和一體性合而為一，你與世界上的一切之間絕對沒有分別，你已經踏進繁星間的一扇大門。你置身在這個宇宙的較高頻率中，而獨角獸用祂們的光芒支持著你。

兩位浩瀚的存有維持著這個脈輪的頻率，為你做好準備，可以觸及上帝的光，這兩位是大天使麥達昶以及熾天使瑟若芬娜。

大天使麥達昶

這位發光的金橙色大天使，是大天使界域中最強大的大天使之一，祂現在正在幫助人類全體提升振動。一旦你的低階脈輪準備就緒，祂便促使你的星系門戶的金色聖杯開啟，宛如一朵宇宙級鮮花，可以接收「本源」的光。祂可能也會為你提供祂的金橙色麥達昶披風（Metatron Cloak），保護你且幫助你維持你的五維脈輪的頻率，祂照管你的整趟揚升旅程。

瑟若芬娜

奇妙的熾天使瑟若芬娜的任務，是幫助你建造你的意識橋梁安塔卡拉納，從你的星系門戶出發，充分連結到你的「單子」和「本源」。你的意識橋梁安塔卡拉納是一道靈性階梯，帶領你向上穿越各種啟蒙。當你抵達某個層次時，你便面臨選擇：你可以，要麼在瑟若芬娜的銀河系際學校受訓，成為銀河系際大師，服務這個宇宙，要麼你可以選擇直接但同樣充滿挑戰的通往「本源」之路。某條路並不比另一條路好，它們只是利用你在漫長的靈魂旅程期間，取得的不同才華和技能。瑟若芬娜的任務，是引導你的腳步沿著對你的靈魂來說正確的路徑前行。

踏進星系門戶的大門

如果你正在閱讀本文，那麼因為許多前世的勤奮靈修，你已經掙得了這個進入星系門戶大門的機會。對大部分的人類來說，需要好幾次化成肉身，才能觸及這扇揚升大門。這是宗教和靈性生活在過去何以如此被看重的原因：它們使靈魂有機會聚焦在自己的人生追求，不受外界的誘惑和干擾。不過現在，在新的黃金時代開始之前的這個動蕩的誕生時期，大部分的光之工作者，正努力落實他們在這個人世間的追尋。

這麼做的原因是，儘管現代生活的挑戰與分神，但是已覺醒的靈魂極其渴望幫助人類。已經選擇幫助地球揚升的靈魂們是強而有力的。即使你並不相信這點，但是如果你正在閱讀本文，那麼獨角獸能量就照亮著你的道路，讓你可以踏進位於揚升之路頂端那扇被照亮的大門，體驗終極的意識與合一。

合一的驚人獎賞是「單子的超覺知力」（Monadic claircognizance），那是宇宙級的全知。你成為某個已擴展的宇宙的一部分，在星系門戶的層次體驗它。於是你自動成為燈塔，你的光照進內在層面，將希望、靈感、舒適帶給每一個人。

展現你的星系門戶之光

揚升（ascension）的重點其實是下降（descension）。你已經搭著電梯來到十二樓，這裡燃燒著金色的頻率、體驗和智慧。現在是時候了，你該要將那股驚人的能量帶下來，在日常生活中好好表現。

放下小我

星系門戶是終極的和平密室。每當你失去和平、安詳、恬靜、無害的狀態時，那是因為你忙著與你的小我接洽。你正在設法操控，或是感覺優於或不如另一個，或是一百萬個其他感覺。和平、安詳、恬靜、無害，是放下你的負面小我的獎賞。

如果你的靈魂想要提醒你這點，那麼某人肯定會為了考驗你而踏進你的環境。寫到這裡時，我很清楚覺察到我對十幾歲孫女的反應，孫女決定搬來與我同住，就在我的房子上市待售時，我看見自己吸引了這事作為一次考驗。青少年與讓人看見將住家保持得一塵不染，並不是完全相容的。我可以感覺到我操控的脾氣不斷升起，這肯定打亂了我內在的和平。但是我領悟到，關於這件事，如果我放下小我，就可以讓住家保持適度的整潔，吸引到理想的買家。結果這個做法成功了。

當你連結到你金黃璀璨的自我時，就不需要吸引在你的屋子裡喋喋不休的人。

人們運用真言、祈禱、吟誦、靜心冥想，以及無數種其他靈修法來維持自己的頻率，讓自己聚焦在踏進星系門戶大門的目標，那是美妙且確實有幫助的。然而，在一切靈修中，最重要的是與來到你生命中的環境和人們打交道。

獨角獸被純淨、善良、慷慨、有愛心、以心為中心的人們所吸引，這些人只是憑藉做自己便可以揚升。

練習 68

你的獨角獸與星系門戶

- 找到一個你可以不受干擾的地方。
- 發現你自己在你的地球之星脈輪中，已經準備好要踏進一部揚升電梯。
- 你的獨角獸用祝福澆灌你，照亮你的旅程。
- 你走進那部揚升電梯，按下數字十二。
- 那部電梯上升，穿過你的地球之星脈輪、海底輪、本我輪、臍輪、太陽神經叢脈輪、心輪、喉輪、眉心輪、頂輪、因果輪、靈魂之星脈輪。
- 終於，你抵達摩天大樓的頂部。你來到你的星系門戶。
- 電梯門打開，你置身在繁星之間，與這個宇宙合而為一。

- 那光金黃璀璨，而大天使麥達昶披著祂華麗的金橙色披風接近你。
- 在祂身邊，是你見過最令人驚歎且微光閃爍的鑽石白獨角獸。
- 大天使麥達昶帶著愛和喜悅迎接你。
- 祂將祂有鑽石點綴的金橙色麥達昶披風，披在你身上。
- 瞬間，你覺知到你真正是誰，你曾經在所有宇宙裡有過的體驗。你知道你是浩瀚的存有。
- 現在熾天使瑟若芬娜身著彩虹光長袍靠近，帶你來到一座向上綿延、看不到盡頭的金橋。
- 她表示，這是你的意識橋梁安塔卡拉納，而你一腳踏上第一級台階。
- 瑟若芬娜用祂的雙翼環繞你，保護你穩定和安全。
- 然後整座橋亮起且閃爍著，邀請你登上橋。只要覺得恰當，就盡可能向上移動。
- 你正沐浴在你的星系門戶的金光之中，而且敞開來接受宇宙的下載。
- 當你準備就緒時，那隻鑽石獨角獸帶你回到你們開始的起點。

第42章

獨角獸照亮你的六維脈輪

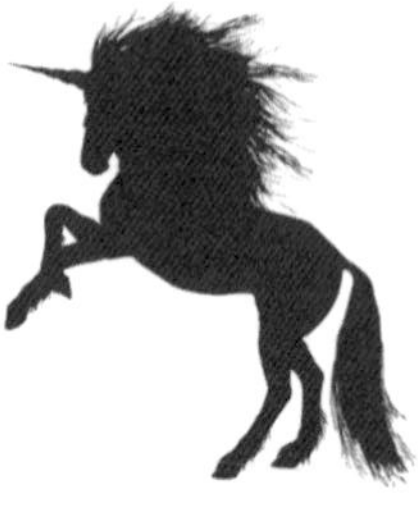

在亞特蘭提斯的黃金年代，唯有大祭司和女祭司可以抵達六維頻率，而且當時只持續一小段時間。他們是怎麼做到的呢？脈輪柱就像一道階梯。當你準備好要將某個較高階的脈輪帶下來的時候，較低階的脈輪便沉降進入地球，而新的脈輪掉落下來取代它們。因此，那個發光年代的大祭司和女祭司們，會將他們的六維脈輪柱向下拉進自己的身體內，為的是完成特定的銀河工作。

我們注定要進入一個新的黃金時代，那裡的頻率將會高於亞特蘭提斯時期的頻率。提姆·懷爾德提醒我，在亞特蘭提斯的黃金年代期間，地球本身是三維的，因此當時在地球上的人類，可以抵達並維持五維頻率是令人讚歎的成就。到了新的水瓶座黃金時代建立起來的時候，地球本身將會是全然五維的，這將會支持我們全體抵達更高的振動。光之工作者已經正在將他們的六維脈輪暫且帶入，這使他們能夠短暫的接觸第十次元。這是因為，任何時候，我們可以向上抵達比目前所在次元更高四級的次元。

在二〇一八年，這是一萬年來第一次，
帶來他們的六維脈輪的人們
能夠與令人驚歎的十維獨角獸連結。

六維脈輪的色彩

在第六次元中，脈輪的色彩空靈許多，而且瀰漫著柔和明亮的銀光。它們正隨著個人和人類的成長而不斷改變，以下是目前的色澤：

- 地球之星脈輪是柔軟空靈的半透明銀色。
- 海底輪散發空靈的銀白金光。
- 本我輪散發空靈的銀粉紅光。
- 臍輪散發空靈的半透明銀桃色光。

- 太陽神經叢脈輪散發空靈的半透明金光，有銀光照耀穿透。
- 心輪散發空靈的半透明銀白光。
- 喉輪散發閃爍、空靈的半透明淡藍光。
- 眉心輪散發閃爍、空靈的半透明銀綠光。
- 頂輪散發一道道的銀黃光。
- 因果輪散發空靈的淡銀白光。
- 靈魂之星脈輪閃爍著空靈、半透明的銀淡紫粉。
- 星系門戶脈輪傾瀉出半透明水晶般的銀金光。

＊＊＊

當鑽石獨角獸將祂們的光
新增至六維脈輪時，
奇蹟和魔法可能會發生。

練習69

將十維獨角獸光新增至你的六維脈輪

預備一個空間

關於這個特殊的觀想，必不可少的是，你必須置身在能量上高頻的地方。首先要確定，這地方在物質上和能量上都是一塵不染的。簡言之，你可以完成下述這幾件事，確保你的空間整潔明亮：

- 請求風龍將任何低階振動吹出去，高階振動吹進來。
- 用頌缽或鐃鈸清除老舊的能量。
- 拍手且對各個角落唱「嗡」音。這麼做能分解掉卡住的能量，換上新的能量。
- 將紫水晶放在各個角落裡。

將你的六維脈輪引下來

- 找到一個你可以安靜下來、不受干擾的地方。

- 確保你的雙腳踩在地上。
- 讓自己放輕鬆。
- 閉上眼睛，舒適的呼吸。
- 感應到你的氣場變得愈來愈明亮。
- 在你上方，你的六維脈輪等待著。它們看起來像是一道空靈色彩構成的階梯。
- 看見或感應到獨角獸們在你身邊，閃爍著純淨的白光。
- 觀想你的五維脈輪開始向下移動至雙腳底下，允許那些較高頻率的脈輪可以滑下來，進入它們的位置。
- 看見美麗的新脈輪就位。

你的六維地球之星脈輪

- 聚焦在你的地球之星，它現在是柔軟、空靈的半透明銀色。
- 一隻獨角獸走上前，將祂的純淨白光新增至你的地球之星。
- 你的地球之星照亮、擴展，將明亮的銀光向外散發到宇宙。
- 這光觸碰到海王星的已揚升部分「陶提雷」，然後向外散播，帶著來自蓋亞夫人的愛的訊息觸碰所有的行星。

你的六維海底輪

- 聚焦在你的海底輪，它現在發出空靈的半透明銀白金光。
- 一隻獨角獸走上前，將祂的純淨白光新增至你的海底輪。你的海底輪閃耀著。
- 你的海底輪擴展、將明亮的銀白金光向外散發到宇宙。
- 當這股能量抵達土星的已揚升面向「奎奇」時，土星的大師們祝福它，而獨角獸們帶著這股靈性紀律和完美平衡的能量，來到這個宇宙裡的每一個恆星、行星、銀河系。
- 隨後已增強的能量，返回到你的海底輪。

你的六維本我輪

- 聚焦在你的本我輪，它現在閃爍著空靈的半透明銀粉紅光。
- 一隻獨角獸走上前，將祂的純淨白光新增至你的本我輪。你的本我輪向外擴張。
- 你的本我輪將明亮的銀粉紅光向外散發到宇宙。

- 當那光觸碰到天狼星的已揚升面向「拉庫美」時，超然的愛從那裡散播到整個宇宙。
- 呼吸，將這個已擴展的愛吸回你的本我輪。

你的六維臍輪

- 聚焦在你的臍輪，它現在發出空靈的半透明銀桃色光。
- 一隻獨角獸走上前，將祂的純淨白光新增至你的臍輪。
- 你的臍輪擴展，散發明亮的銀桃色光。
- 光抵達太陽、啟動男性力量，突然爆發進入宇宙。
- 獨角獸將那股力量帶回到你的臍輪裡。

你的六維太陽神經叢脈輪

- 聚焦在你的太陽神經叢脈輪，它現在正發出空靈的半透明金光，有銀光照耀穿透。
- 一隻獨角獸走上前，將祂的純淨白光新增至你的太陽神經叢脈輪。
- 你的太陽神經叢脈輪擴展，將明亮的銀金光向外散發到宇宙。
- 光從整個行星系統收集和平，然後將和平引回到地球以及地球的已揚升面向「皮爾切」。

- 呼吸，將那份宇宙的和平吸入你的太陽神經叢脈輪。

你的六維心輪

- 聚焦在你的心輪，它現在正散發著空靈的半透明銀白光。
- 一隻獨角獸走上前，將祂的純淨白光新增至你的心輪。
- 你的心輪擴展，將明亮的銀白光向外散發到宇宙。
- 當那光觸碰到「宇宙之心」金星時，就爆發出更高階的愛。
- 數百萬隻獨角獸將這份宇宙之愛帶到凡是需要它的地方，然後以某個甚至更高的頻率將它傾瀉注入你的心。

你的六維喉輪

- 聚焦在你的喉輪，它現在正發出閃爍、空靈的半透明銀藍光。
- 一隻獨角獸走上前，將祂的純淨白光新增至你的喉輪。你的喉輪閃耀著電光藍和白色。

- 你的喉輪擴展，將明亮的銀藍光向外散發到水星的已揚升面向「特拉弗尼」。
- 數千隻獨角獸帶著這光向外，帶著更高階的溝通和完美的誠信，觸碰這個宇宙的每一部分。
- 那光以更高階的頻率回流進入你的喉輪。

你的六維眉心輪

- 聚焦在你的第三眼，它現在正發出閃爍、空靈的半透明銀綠光。
- 一隻獨角獸走上前，將一球純淨的白光新增至你的眉心輪。
- 你的眉心輪擴展，將一波波明亮的銀綠光，向外傳送到木星的已揚升部分「珍貝」。
- 獨角獸們疾馳而來，拿取這光，然後將更高的開悟和豐盛意識散播到整個宇宙。
- 然後祂們帶著這光以及全新、更高的開悟，一起回到你的眉心輪。

你的六維頂輪

- 聚焦在你頭頂的頂輪，它現在正釋放著一道道銀黃光。

- 一隻獨角獸走上前，將一連串的純淨白光傾瀉在你身上。
- 你的頂輪擴展，千片穗狀的每一片，均將明亮的銀黃色探照光，向外傳送到這個宇宙裡，與群星們連結。
- 當其中一束光抵達天王星的已揚升部分「庫洛內」時，一兆個鏈接向外散發，觸碰到每一顆星星。
- 獨角獸們持守住這片美麗的光網，然後那股能量帶著宇宙的智慧，返回進入你的頂輪，照亮你。

你的六維因果輪

- 聚焦在你的因果輪，它是你個人的月亮，在你的頭頂上方，現在正發出空靈的半透明銀白光。
- 一隻獨角獸走上前，將祂的純淨白光新增至你的因果輪。
- 你的因果輪擴展，將明亮的銀白光向外發送到月球。
- 獨角獸們將這份神聖女性和平能量散播到整個宇宙，然後祂們讓已增強的光返回到你的因果輪。

你的六維靈魂之星脈輪

- 聚焦在你的靈魂之星脈輪，它現在正閃爍著空靈、半透明的銀淡紫粉光。
- 一隻獨角獸走上前，將一道純淨的白光新增至你的靈魂之星脈輪。
- 你的靈魂之星脈輪擴展，像煙花一樣爆開，將明亮、爆裂的銀淡紫粉光，向外傳送到獵戶座。
- 獨角獸將這份更高階的愛與智慧，吹送到每一個地方。
- 感應到光返回進入你的靈魂之星，看見這個脈輪變得浩瀚無垠。

你的星系門戶脈輪

- 聚焦在你的星系門戶脈輪，它現在是一只巨大、空靈的金橙色聖杯，傾瀉出半透明水晶般的銀金光。
- 那隻最明亮的鑽石白獨角獸走上前，將祂純淨、清澈的光，新增至你的星系門戶脈輪。
- 你的星系門戶脈輪發光，將明亮的銀金光向外散發到火星的已揚升面向「奈潔雷」（Nigellay），它也是這個宇宙的星系門戶。

∨這光比你見過的任何光更明亮，它向外散發到宇宙。

∨驚人的高頻獨角獸，將這光新增至你的意識橋梁安塔卡拉納，將它延伸至你的「單子」和「本源」。

∨好好感覺那份連結。

你的六維綜合脈輪

∨覺知到你的脈輪已經成為光芒四射的銀色彩虹光柱。你正在發光，像一兆顆星星一樣閃爍。

∨你的能量向外觸及各個天界，你是這個巨大宇宙光網的一部分。

∨現在，你已經準備就緒，要體驗某個十維頻率。覺察到一股難以置信的明亮的白色能量正在靠近。

∨一隻無可言喻的十維獨角獸從亮白的能量走出來，用祂的犄角觸碰你。

∨你發光發亮，像一千瓦的燈泡。從各個天界都可以看見你的光。

∨只要你需要，就好好花時間吸收這個頻率。

∨然後睜開眼睛，知道你已經被真正的祝福了。

＊
＊
＊

與獨角獸們一起飛翔，
祂們將會帶你進入真理與神性之愛的純淨界域。

結語——獨角獸的訊息

本書從頭閱讀至此，獨角獸已經與你連結得愈來愈緊密。祂們幫助你從最高階的視角看見人生。這是開悟。

以下是來自祂們的訊息：

你現在已經轉世化身，
要成為新的黃金時代的助產士，
而我們已經大批到來，
要在地球充滿挑戰的誕生過程期間幫助你們。
我們帶來希望的訊息。

要有耐心，因為金黃璀璨的未來就在眼前。
我們將會觸動你們，
用希望、恩典、靈感、信任、信心，
以及你們需要活在我們允諾的美好新世界中
所需要的所有其他特質。
召喚我們，然後我們將會為你們而在。

國家圖書館出版品預行編目（CIP）資料

獨角獸能量療癒：七次元純淨之光，啓動靈性十二脈輪 / 黛安娜．庫珀（Diana Cooper）著；非語譯. -- 初版. -- 臺北市：橡實文化出版：大雁出版基地發行，2021.07
譯自：The magic of unicorns : help and healing from the heavenly realms
面；　公分
ISBN 978-986-5401-70-2（平裝）

1.心靈療法　2.靈修

418.98　　110008059

BC1095

獨角獸能量療癒：七次元純淨之光，啓動靈性十二脈輪

The Magic of Unicorns: Help and Healing from the Heavenly Realms

作　　者　黛安娜．庫珀（Diana Cooper）
譯　　者　非語
責任編輯　田哲榮
協力編輯　朗慧
封面設計　小草
內頁構成　歐陽碧智
校　　對　蔡函廷

發 行 人　蘇拾平
總 編 輯　于芝峰
副總編輯　田哲榮
業務發行　王綬晨、邱紹溢
行銷企劃　陳詩婷
出　　版　橡實文化 ACORN Publishing
地址：10544臺北市松山區復興北路333號11樓之4
電話：02-2718-2001　傳眞：02-2719-1308
網址：www.acornbooks.com.tw
E-mail信箱：acorn@andbooks.com.tw
發　　行　大雁出版基地
地址：10544臺北市松山區復興北路333號11樓之4
電話：02-2718-2001　傳眞：02-2718-1258
讀者傳眞服務：02-2718-1258
讀者服務信箱：andbooks@andbooks.com.tw
劃撥帳號：19983379　戶名：大雁文化事業股份有限公司

印　　刷　中原造像股份有限公司
初版一刷　2021年7月
初版五刷　2023年8月
定　　價　450元
I S B N　978-986-5401-70-2